변방의 속삭임

밝돌법(국선도) 단전행공의 원리와 실제

변방의 속삭임
밝돌법(국선도) 단전행공의 원리와 실제

프롤로그	7
변방의 속삭임을 보기 전에	15

숨
모든 생명체는 숨을 쉰다.	22
숨은 절로 쉬어진다.	27
숨이 끊어지는 이유	39
숨 잘 쉬는 방법	58
숨 쉬며 갖추어야 할 것들	81

행공
행行과 공功	92
누구나 행공은 하고 있다.	98
최상의 행공법	102
행공의 결과	106
행공의 활용	113

밝돌법 행공하기

밝돌법 행공하기를 보기 전에   121
밝돌법이란   145
밝돌법 숨쉬기의 기초   151
3단전 넋얼령의 작용과 2단 숨쉬기의 의미   168
밝돌법의 핵심과 중요 포인트   196
밝돌법 행공의 체계와 단계   238
중기中氣·건곤乾坤·원기元氣단법 행공하기   253
밝돌법의 운기運氣 유기법流氣法의 의미   276
기운을 모아내고 담아내는 축기 과정의 정수   297
밝돌법 숨쉬기의 단계와 방법   307
천지인天地人 삼합三合이란   328
거시세계와 미시세계의 인류와 밝돌법 행공   393
밝돌 시그널   418

에필로그   434

프롤로그

1979년 국선도 밝돌법에 입문하여
20년을 공부하다
1999년 법맥을 벗어나 20년간
운수납자雲水衲子 생활을 하고는
다시 국선도법의 법맥 울타리로 돌아왔다.

울타리 안에서 20년 습득한 법수를
울타리 밖에서는
공심公心 공사公事 하고자
초식을 사용하고 익히고 알아채는
뜻깊은 만행의 시간을 보냈다.

어느덧 세월은 흘러 원 뿌리로 돌아와보니
후배들이 그 어려운 고비와 시련들을
다 이겨내며 본원本源을 지키고 있었다.

염치없지만 나도 이에 합류하여
손을 보태기 시작한 지 3년이다.

3년 동안 우리는 자주 보고 만남도 가지면서
도담을 나누었다.

도담이란 말 그대로
도에 대한 담소를 말하는 것인데
이모저모 나누었던 도담들을 묶어
책으로 발간하면 많은 회원분들에게도
도움이 될 수 있겠다고 하여 책을 쓰게 되었다.

책을 쓴다는 것은 쉽지 않은 길이다.
더구나 진리의 법리란 말로 하기도 어려운데
글로 쓴다는 것은 더욱 어려운 길이다.

그런데 평소 글을 많이 썼던 달인도 아니고
조금의 경험이라도 있었던 것이 아닌,
배우고 익히는 것조차 급급했던 자가
그렇게 최근 네 편의 책을 쓰게 된 것이다.
인연에 걸려, 자의 반, 타의 반 쓰게 되었다.

그리고 이 책은 앞서 집필한 네 편의 여정을
마무리하는 마침표 격의 책이라 생각된다.

첫 번째로 펴낸 시리즈
"이제 숲을 이루니 청산이 되었구나."
"숲이 숲을 만나 더 큰 숲을 이루네."
"청산 속에서 청산을 보니 비로소 비경이로다."
이 세 권의 책은
밝돌법 최후의 전수자인 청산선사께서
9,800년간 도도하게 전수되어온
국선도라는 도법을
현대인들에게 전달하신 실제 모습에
왜곡되지 않게 접근할 수 있도록 돕는다.

청산선사의 법수를 통해
국선도 밝돌법의 진의와 법도를
한눈에 알아볼 수 있도록 한 책들이다.

두 번째로 펴낸
"청산, 갈대밭에 콩심다."는
1967년 이래 국선도가
현대 사회에서 어떻게 시작되어
현재 어떤 모습에서 어떤 방향으로 가고
있는지를 한눈에 볼 수 있게 함으로써

첫번째 시리즈가 청산선사의 법수를 통해
국선도를 바라보는 것이었다면
두번째 책은 청산선사가 어떤 틀에서
그 법수를 펼치셨는지를
알아챌 수 있게 하는 책이다.

그리고 세 번째로 내는 이 책
"변방의 속삭임"은
다음과 같은 의미가 있다.

모든 생물에는 겉껍질과 속 내용물 사이에
반드시 막(층)을 가지고 있다.
겉과 속의 역할을 구분하면서도
서로 어울려 하나가 될 수 있게 하며
상호 협업하도록 하는 그런 역할을 한다.

몸과 마음 사이에도
그 무엇인가가 있어서
몸과 마음을 연결한다.
손에 잡히지도, 눈에 보이지도 않는다.

법의 법수에도 보이는 법과
보이지 않는 법이 있다.

무형과 유형을 연결하고
본법과 별법을 연결하는 데에는
요결이라는 것이 필요하고, 꼭 있게 되어 있다.
그래야 도법의 법수가 올바로 전수 되고
전달될 수 있는 것이다.

만법에는 반드시
법맥이 있고 법수가 있게 마련이다.
법수가 흘러간다는 것은
법맥이 살아있다는 것이다.

국선도 밝돌법이 현대사회에 나온 지
반세기밖에 되지 않은 이유로
아직 숙성되지 못하여 미흡하고
부족한 제자들이나,
법수의 이모저모를 아는 만큼,
또 느낀 만큼 나누어

훗날 더 깊이 있는 큰 수행자들이 나타나
이를 알아채고 불을 밝힐 수 있기를 기대하며,
박학하지 못하고 다식하지 못한
졸렬한 한 수행자가 부끄러운 줄 모르고
과감하게 글을 써보았다.

글을 쓴 후에도
수정 보완할 능력이 없는 사람이라
그저 마음 가는 대로 정리하고
마음 내키는 대로 써 내려갔다.

이제 마음이 다해 글을 멈추고자 하니,
그 마지막 마침표로서
변화무쌍한 법리의 요결을
내 나름대로 해석하고 느낀 체험을
변방의 초라한 수행자의 속삭임으로 대신한다.

광대무변한 광명의 빛을 본 것도 아니고
활활 타오르는 들판의 들불을 본 것도 아니다.

그저 어느 한 모퉁이에서
작게 타오르는 불꽃 중 퍼져 나오는
불씨 하나를 우연히 곁눈질로 훔쳐보게 된
기연을 가지고 속삭이는 것이다.

수련하는 자의 마음의 자세가
우주 대자연을 그저 관찰하는 입장으로는
진리에 접근이 어려워진다.

수도자에게는 관찰의 자세보다
통찰의 자세가 필요하다.

국선도 밝돌법, 청산선사의 도법 또한
통찰하는 마음의 자세가 필요하다고 본다.

천하 주유하며 진리를 찾고 도리를 찾는
운수납자雲水衲子의 참사람들이
통찰하는 기연을 얻어
삶과 수행의 본질을
밝히고 풀어내기를 고대하며,

텅 빈 백지에 덕지덕지
형편없이 발라 대는 그런 그림이 될지라도
초식을 익혀 나가는 한 명의 수행자로서
여기 거친 선 하나를 얹어 놓는다.

변방의 속삭임을 보기 전에...

국선도에는 본법과 별법이 있다.
변할 수 없는 법이자
변해서는 안 되는 법을 본법이라 하고,
변화하는 우주 질서의 도수에 맞춰
시대와 환경이 변함에 따라
변할 수 있는 법을 별법이라 한다.

본법과 별법을 구분해낼 수 있어야 하고
구분을 할 줄 알아야 전후좌우중 前後左右中 을
자유롭게 이동하고 활용하여
천변 만변하는 도법을 체득할 수 있다.

현대인들이 무언가를 학습하는 방법과
결과물을 체득하는 방법을 살펴보니,
우선 사람들은 원리가 논리적으로 인지되고,
그 이론이 과학적이고 합리적이어서
이해가 된 후에야, 이를 체득하는 단계로
들어간다는 것을 보았다.

하지만 국선도의 학습 과정은
정반대라 할 수 있다.

수천 년 동안 이어져 온 체득 기반 공부이기에
이론이 먼저가 아니라 몸으로 마음으로
직접 실행해 본 결과를 전달한다.
몸부터 마음까지 하나의 생명체이자 물체로
바라보아 수행한 수련의 결과를 전해주고
대를 이어 나간다.
그 수련의 결과를 체득해서 얻어 가지며
더욱 발전시킨 몸과 마음의 변화상과
숙지사항을 또다시 전달한다.
이러한 일련의 실증적 절차들을 통해
몸과 마음으로 얻어 가지게 되어 있다.

이렇게 발달해온 국선도의 수련법이
현대인들의 학습 방식과는
정반대임에도 불구하고
현대사회에 뿌리내리고
세계 곳곳에 꽃과 열매를 맺고 있다는 것은

국선도를 접했던 절대다수의 사람들이
체득하면 한 만큼 그 효과와 효험을
느낄 수 있었기 때문이다.

청산선사의 하산을 통해 밝돌법이
세계만방에 널리 퍼지는 모습을 보면
정말 하늘의 도우심이라 믿게 되고
감사하고 감사할 따름이다.

이 책에서 할 이야기들은 한마디로,
국선도의 본법에 해당하는 변할 수 없는
깊은 중심의 이야기가 아니다.
그저 한 사람의 수련인이 현대사회에서
밝돌법을 수련하고 체득하는 과정을
상식선에서 분석해보고 이해해 본
그야말로 검증되지 않은 개인의 소견을
담은 것이다.

긴 세월 끝에 훗날에라도 충분히 검증되어
길을 밝게 비출 수 있기를 바라는 마음에서
변방의 소리를 정리해 본 것이다.

잡동사니 생각과 경험을 모아
책을 내는 이유는
수련이 절실하거나
수련에 발심이 생긴 사람들이
혹 이 잡동사니 속에서 어떤 초석을 발견하여
밝은 세계로 갈 수 있는 하나의 인연이
될 수도 있겠다는 희망 때문이다.

부끄럽고 초라하지만 감히 강호 도인들 앞에
잡동사니를 한데 모아 내 민낯을 펼쳐 보이니
가시 돋친 사랑의 매를 내려 주시기를 바란다.

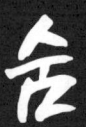

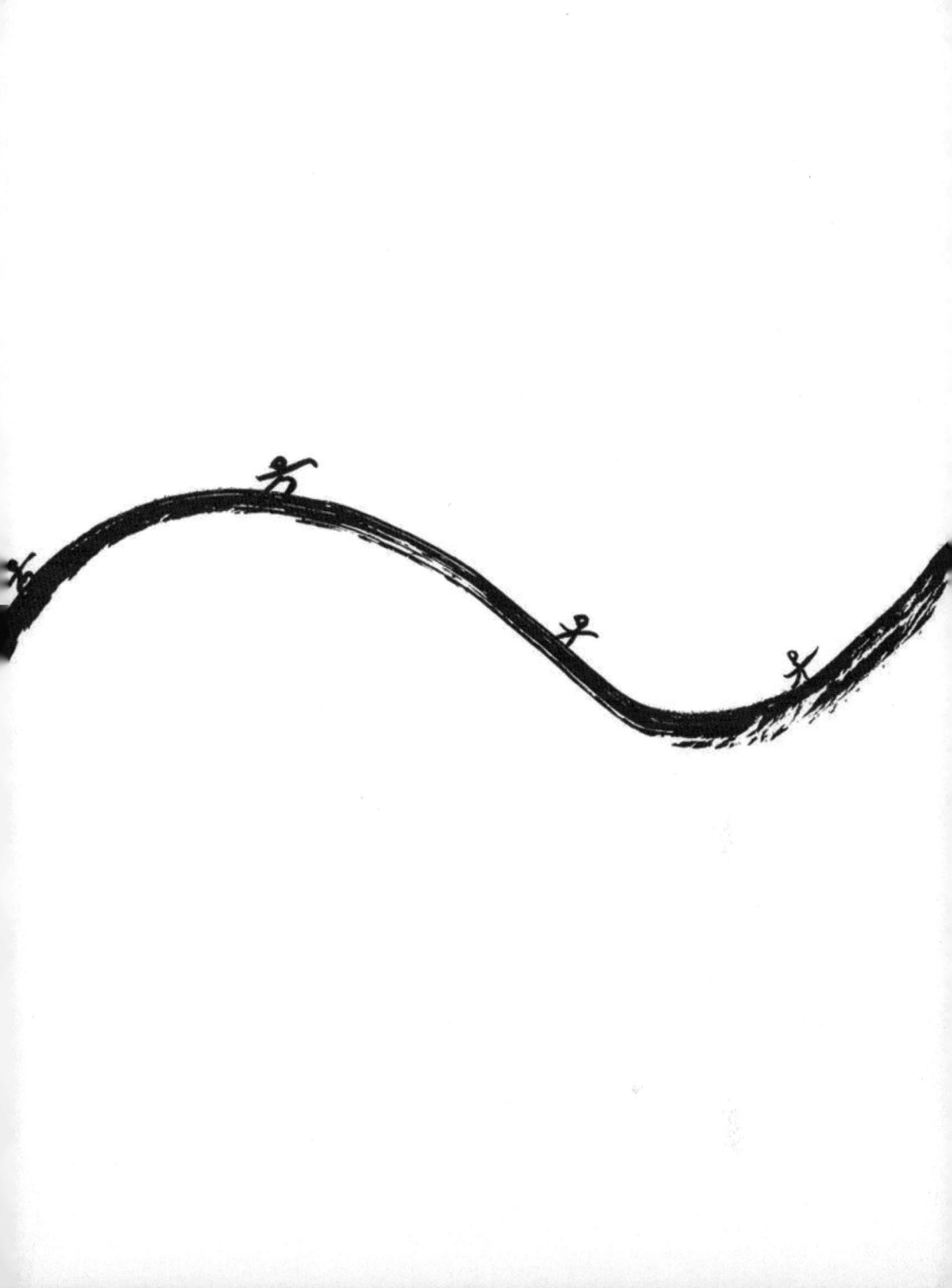

모든 생명체는 숨을 쉰다.

생명을 바라보고 분석하고
알아가는 과정과 방법에는
수백 가지가 있을 수 있겠지만
과학적이고 물리적인, 또는 생리적이고
의학적인 방법을 잠시 내려놓고
인간 자체의 눈과 체험을 가지고
큰 통으로 체크하여 한 마디로 얘기하자면,
"생명력이 있는 모든 것은 움직인다."

생명력이 없는 것은 모두
움직임 없이 멈추어 있다.

움직이는 생명체는 숨을 쉰다.
움직이지 않는 것은 모두 숨을 쉬지 않는다.

숨을 쉬는 생명체는 모두 움직인다.
움직임이 활발한 생명체는
숨쉬기가 강렬하다.

우리가 살고 있는 이 지구도 움직인다.
우리 눈에 보이는 해와 달과 별들도
시시각각 움직인다.
우리가 사는 지구촌의 산과 바다와 땅들도
모두 움직인다.

움직이는 것은 숨을 쉰다.
우리처럼 코로 숨을 쉬지 않을 뿐이다.
제각기 다른 방식과 다른 틀로 숨을 쉰다.

움직임이 곧 숨이다.

우리 모두는 아프면 괴롭다.
힘들다.

아프지 않고 건강하기를 바란다.
아프면 움직임이 적어지고
움직임이 적어지다 보면
어딘가 아프기 시작한다.

아프지 않고 괴롭지 않기 위해서,
즉, 잘 움직이기 위해서는
숨을 잘 쉬어주면 된다.

세세하게 논하고자 하면 수백 수천 갈래로
분류하여 논할 수 있겠으나
하나의 큰 통으로, 큰 틀로써 말해보자면-
숨을 잘 쉬면 생동력 강한 움직임이 있는
생명체가 되고, 아프지 않고 건강하게
장수하게 되어 있다.

우리들의 대자연 역시
인간이 만들어낸 과학 문명의 산물로 인해
산과 물에 움직임이 적어지고 아프고
괴로워하고 있다.

우리들도 마찬가지다.
몸과 마음이 모두 병마와 싸우고 있고
괴로워하고 있다.

치유 방법을 찾자면 수백 가지가 있겠지만
큰 통으로 그 치유 방법을 말하자면,
숨을 쉬게 하자!

숨을 잘 쉬면 생명력이 충익해진다.
그러므로 병마가 물러난다.

자연도, 인간도 마찬가지다.

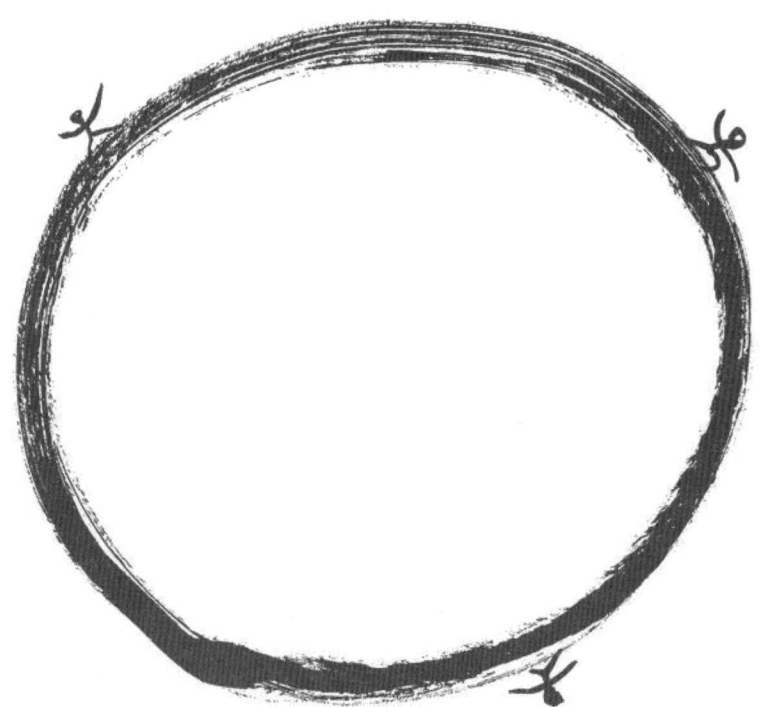

숨은 절로 쉬어진다.

우리는 자연自然스럽다는 말을 자주 한다.
자연은 스스로 그러하다.

즉, 사람이 인위적으로 만들어내지 않고
원래부터 그대로, 저절로, 스스로 있는 것들을
자연이라 통칭한다.

우리 생명체도 마찬가지다.
생명이 생기는 순간
스스로 저절로 숨을 쉰다.
누가 가르쳐서 숨을 쉬는 것이 아니다.

자연지물自然之物 저마다
숨 쉬는 방법과 내용이 다르겠지만,
인간이라는 몸을 가진 생명체는
지구 대기권의 중력과 압력으로 인해
빈 곳은 채워지고 채워진 곳은 비워지고 하는
자연의 원리에 따라 숨을 쉰다.

몸속 폐의 내부가 비어 있기에
어머니 뱃속에서 나오는 동시에
대기의 압력과 중력에 의해
공기가 코를 통해 폐 속으로 유입된다.

어린아이가 의식적으로
산소를 들여 마시는 것이 아니라,
산소가 저절로 빈 곳인 폐 속으로
들어가는 것이다.

즉, 공기가 기압이 높은 대기에서
기압이 낮은 폐의 공간으로 유입되는 것이다.
자연스럽게!

그런데 우리의 폐는 빈 깡통처럼
텅 비어 있는 공간이 아니다.
많은 양의 공기를 저장하기 위해서
아주 작은 포도송이처럼 생긴
수많은 허파꽈리가 분포되어 있어
폐로 들어온 공기 중의 산소를 흡입한다.

우리가 어머니 배 속에 있을 때는
난원공이라는 통로로, 즉 어머니를 통해
숨을 쉬고 양분을 섭취하며 성장하지만
열 달이 되면 더 이상 뱃속에서 성장할 수 없어
밖으로 나오게 되어 있다.

어머니의 배 밖으로 나오는 순간,
우주 속에 꽉 들어 있는 우주질*이
어린아이 몸속으로 깃들게 된다.
*우주정신, 별의 영혼, 나의 본질 등

우주질이 몸속에 깃들 적에는
온전하게 하나의 큰 통으로 들어가지 않고
몸통을 상上, 중中, 하下 삼등분하여 삼혼三魂의
넋·얼·령(넋-배꼽 아래, 얼-가슴, 령-머리)으로
나뉘어 깃들어간다.

이 넋·얼·령을 후에
정精·기氣·신神이라고 표현하게 된 것이다.

그리고 우리 몸에서 외부의 아주 작은 접촉부터
다양한 자극에 예민하게 반응하는 모든 현상을
관리하는 곳은 칠백七魄이라 통칭한다.

칠백七魄은 인간의 몸 요소요소에 퍼져서
그 역할을 하고 있다.

눈으로 보고, 귀로 듣고, 코로 마시고,
입으로 먹고, 밖으로 배출되고 하는
여러 기관들에 골고루 자리 잡아
미세하게 감응하여
몸과 마음에 작용을 일으킨다.

칠백七魄은 정기신 삼혼三魂을 통해
하늘 정신이 인간 몸에 깃들 때 함께 생성된다.

몸의 보이는 모든 것, 보이지 않는 모든 것을
다스리고 컨트롤하는 삼혼三魂이 깃들고 나면,
칠백七魄은 몸의 각 구조에서 수행하는
천 가지 만 가지의 기능들로 동시에 자리잡아

변화무쌍하게 변모하는 몸으로 거듭날 수 있게
인간의 번뇌 망상을 만들어 내기도 하고
몸의 기능을 다양하게 발달시키기도 하는 등
극과 극의 힘을 발휘한다.

즉 인간은, 어머니로부터 분리되는 순간
숨이 절로 들어오고 동시에 우주정신이 깃들어
대우주 자연을 담은 삼혼칠백三魂七魄의
기능을 골고루 갖춘 만물지영장萬物之靈長이자,
소우주라고 볼 수 있는 생명체로 탄생한다.

우주 정신의 힘을 갖춘 인간은
삶을 살아가면서 자연에 순응하기도 하고
역행하여 거스르기도 한다.

이 삼혼칠백을 스스로 잘 다스리고 컨트롤하여
우주 정신과 함께하고 원활하게 소통한다면
건강하고 장수할 수 있을 뿐만 아니라
우주 안에 일어나는 만 가지를 느끼고
체득할 수 있게 된다.

원래 하나이기 때문이다.

하지만 이기적이고 자만하며
자연과 더불어 조화롭게 함께하지 않고
자연과 독자적으로 살아가고자 한다면
우주 정신은 불통하여 단절되고
칠백조차 제멋대로 되어
방탕한 인간이 되고 난잡한 사회가 된다.

정기신精氣神 중에서,
얼의 자리이자 심장에 의지한 기운인 신神을
무극無極의 역할에 비유한다.
이 얼의 마음에서 창조의 근원이 태동한다.

령의 자리이자 뇌에 의지하는 기운인
기氣의 작용은 태극太極의 역할에 비유할 수 있다.
음양이 변화무쌍하게 일고
천지 만사가 융합하고 조화하는 것을
저장하고 분석하고 관리한다.

그 활동상을 형상화하고 형체화시키며
성장, 양육시키는 만사萬事를 만들어내는 것은,
신장에 의지하는 넋의 기운인
정精의 기운이 황극皇極의 역할을 하고 있다.

현대의 첨단 의학이 뇌의 비밀에 많이 접근하여
그 비밀을 풀어내기 시작했는데,
그 끝을 보면 언젠가는 심장의 기운에 의지하는
마음의 역할, 즉 신神(얼)의 비밀에까지 접근하여
풀어낼 날이 올 것이라 생각된다.

머지않은 미래에
정기신 넋얼령의 실체와 활동상이 밝혀지면서
많은 사람이 그 비밀을 몸소 체득하다 보면,
극선極善과 극악極惡이 동시에 존재하는
오늘날의 현대사회가 결국 태극진리능화太極眞理
能和의 법망의 경계를 넘어, 시간이 지나면서
사회가 더욱 발달하여 우주 정신과 인간 정신이
점차 통일되고, 지구촌과 우주가 통일장을
형성하여 일화一和의 통일적 세상으로
들어가게 되어 있는 것이다.

여기서 정기신精氣神 통일의 수련이
나도 살리고 우리도 살리고
지구촌 인류 생명체를 살리는
묘법의 씨앗이라는 것을 놓치면 안 된다.

무극에서 태극으로, 태극에서 황극으로
변모해 가는 우주의 조화가
우리 몸속에서 이루어지게 되는 모습이
곧 정기신의 작용과 역할인 것이다.

몸의 뒤에는 마음의 역할이 있어 몸이 작동하고,
마음의 뒤에는 우주 본원의 작용이 있어
생성하고 사멸하는 돌고 도는
순환의 법칙이 있다.

하늘이 움직이는 순환적 원리를
무극, 태극, 황극의 변화 작용이라고
인간의 입장에서 우주를 바라봤다면,
인간 생명체 그 시스템의 원리로는
정기신의 작용이 있어 하늘을 닮아가는 것이다.

그러므로 진짜로 하늘과 같이 하나가 되려면
정기신 작용을 원활히 해주면
점점 닮아갈 수 있는 것이다.

우리가 살고 있는,
하늘에 떠 있는 이 지구라는 집(天堂)은
우리 하기에 따라
어떤 집으로도 바뀔 수 있다.

예부터 대오각성한 성현들이
바른 마음, 바른 삶을 살아가는
방법과 방안을 제시하여 왔지만
그 법리마저 인간의 작은 욕심 채우기에
이용되는 도구가 되니
참으로 안타까운 현실이다.

하지만 과학 문명시대를 사는 우리 인류는
점차 지혜로운 인간들로 거듭나고 있다.

우주 정신이 깃든 우리 생명체들이
절로 쉬어지는 숨을
인간의 불필요한 욕심으로 약화시켜
병들고 괴로워하지 말고,
숨을 잘 쉬어줌으로써
우주 자연과 소통을 즐기며
건강하게 장수하면서 행복하게 살면
우리가 발 딛고 있는 바로 이곳,
우리의 지구촌이 극락이요 천당인 것이다.

칠백을 잘 다스리기 위해서는
삼혼의 작용인 정기신 작용이 잘 되야
그 컨트롤이 가능해진다.

우주 정신이 몸에 깃들면서
인간이 소우주가 되지만
소우주만이 가지게 되는
삼혼칠백의 새로운 작용으로 인해
인간이 대우주에 순행을 하게 되기도,
역행을 하게 되기도 하는 것이다.

하늘의 오운五運의 기운이
지상의 땅에 내려오면 육기六氣로 변화하듯이
하늘의 우주 정신이
인간의 몸에 깃들며 그대로 들어오지만
동시에 육기의 변화 작용처럼
정기신 넋·얼·령의 작용이 분파, 생성되어
생명이 탄생한다.

이 삼혼의 정기신 작용을 원활히 하는 공부가
곧 밝돌법이라 할 수 있다.

그래서 밝돌법에서는
숨쉬기가 공부의 시작이자
끝이라 할 수 있다.

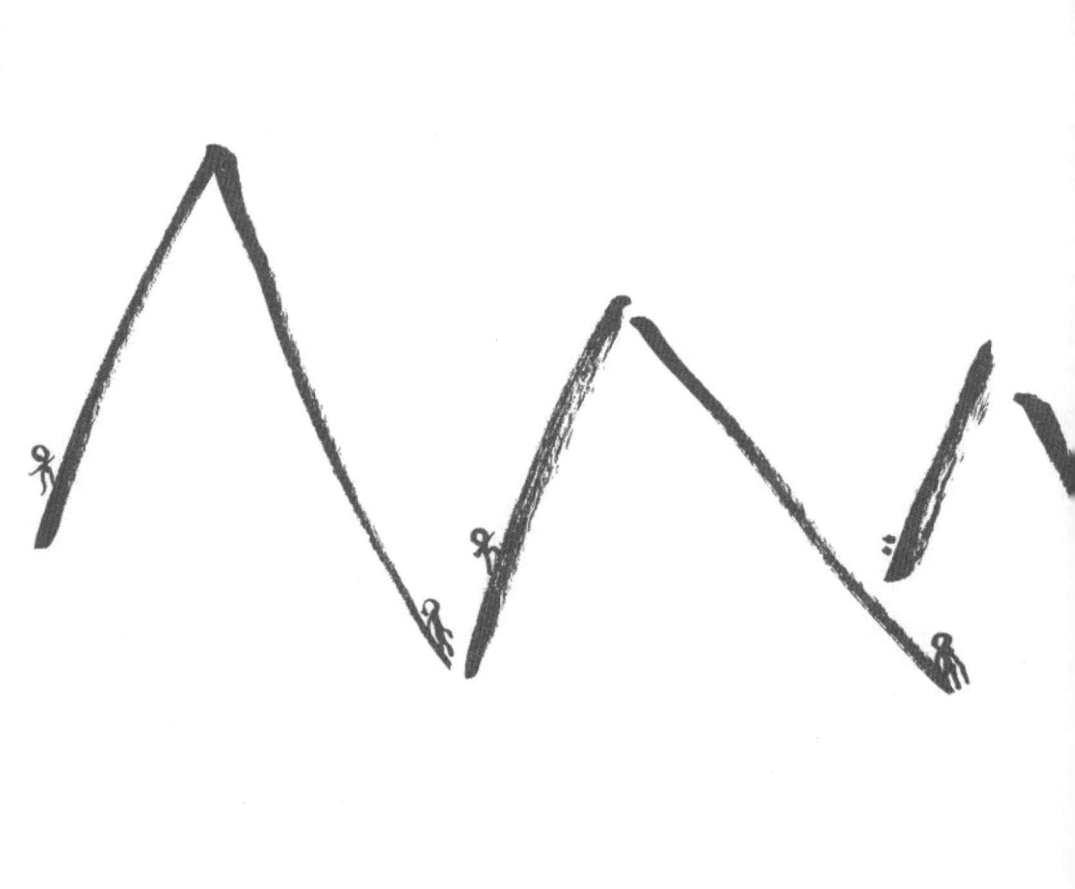

숨이 끊어지는 이유

생로병사生老病死

사람은, 아니 생명체는
태어나서 점차 늙고 병들어 죽는다.
자연스러운 이 법칙을 벗어날 수가 없다.
인간의 삶에 있어 필연적 행로이자
숙명의 길이다.

불가에서는 사고四苦라 하여
4가지 고통을 중요하게 다루어
이로부터 해탈하는 방법이
중점적으로 다루어져 있다.

불가 뿐만 아니라 모든 철학과 종교에서
이 삶의 행로에 대해
일설 하지 않을 수 없을 정도로
인간의 삶은 치열하고 비통하고 그러면서도
아름답게 꽃을 피우고 열매를 맺고 한다.

그렇게 인류사는 흘러 흘러 발전해 왔고
앞으로도 인류는 이 생로병사의 문제를
껴안은 채 살아갈 것이다.

현대사회의 특징을 살펴보면,
과거로부터 흘러온 수천 년의 지식이
이제 하나로 집대성되어
누구나 언제 어디에서나 마음만 먹으면
알아낼 수 있고 공부할 수 있는 지식이
두터운 기반을 형성했고,
이 지식들을 지혜롭게 융합하여
수천 년간 분산되어 있던 것을 하나로
모아내는 집단 지성*이 발휘될 수 있는
사회라는 것이다.

*집단 지성에 의한 깨달음이 사회현상으로 나타난다.
 깨달음이란 곧 비어 있는 곳을 채우는 것이다.

이러한 입장에서
인간사의 생로병사를 크고 거칠게,
감히 다시 새롭게 살펴보고자 한다.

숨이 끊어지면 몸이 굳어진다.
몸이 안 움직이면 몸에 담긴 영혼
(마음, 정신)은 활동을 할 수가 없어진다.

살아있는 사람들은 이것을
"죽었다" 또는 "죽음"이라 한다.
혹은 "돌아가셨다." (오신 곳으로 다시
돌아가셨다.)라고도 한다.

반대로 생각해보자.
안 움직이는 몸을 움직이게 하고
굳은 몸을 다시 부드럽게 할 수 있다면,
숨이 끊어지지 않게 계속 숨을 쉬게 할 수
있다면 과연 어떤 상황이 펼쳐질까?

가능성이 있다.
누구나 죽는 것이 순리이지만,
모두가 같은 시간만큼 살다가
그 시간이 다하면 죽는 것은 아니다.

살아가는 방법과 환경, 타고난 생명력 또는
관리 방법 등에 의해서 죽음의 문은
각자 다르게 마주한다.

오늘날 많은 전문가들이
실례와 사례를 가지고
통찰력 있게 연구하고 있기에
머지않은 미래에 생로병사에 대한 궁금증은
모두의 마음이 시원하게
풀어지리라 생각된다.

사람마다 섭생과 성장 환경, 심신의 관리 능력
혹은 유전적 상황에 따라
생로병사 정도의 차이가 있겠지만,
한마디로 하자면
건강하게 잘 태어나서
몸에 맞는 적당한 섭생을 하고
먹은 것을 잘 배출하고
적당한 운동을 하면 되는 것인데
이 간단하고 간편한 것을 못 하는 것이
인간이다.

왜일까?
바로 인간의 욕심 때문이다.

인간의 몸은 욕심 덩어리로 이루어졌다.
우리의 몸은 자기 기능만 생각하는,
사욕의 범주에 드는 그런 구성으로 이루어졌다.

인간의 정신은 우주 정신을 받아
우주 대자연과 같이 공욕公慾과 공심公心으로
살아갈 수 있는 그릇이지만,
인간만의 독특한 정기신精氣神 작용으로
성장 과정에서 대우주 자연과
부합할 수도 있고 불합할 수도 있는
자유 의지를 가지고 있다.

정신과 육체가 하나가 되어
육체에 의지하여 살아가는 생명체가
곧 인간 생명체이다.

고로 육체가 없으면 정신은
다시 우주 어딘가로 돌아가게 되어 있다.

육체도 분해되어 다시 이 땅의 별로
(지구도 우주의 하나의 별이므로) 돌아간다.

그래서 여러 철학과 종교의 가르침에
육체라는 사리사욕의 욕심 덩어리를 초월하여
정신과 마음 중심으로 공부하고 연구하는
방법들이 나오게 된 것이다.

그러나 우리는 육체를 버리지 말고
다시 원점으로 돌아가 현대 과학적 입장에서
살펴보자.

숨을 쉬면 살아있게 된다.

병원에 보통 중환자가 들어오면
몸의 여러 부위를 조사하기 전에
기본적으로는 산소포화도를 계속 측정한다.
그리고 몸을 이루고 있는 수분 속 염도를
알맞게 하기 위해 식염수를 투입한다.
그렇게 생명의 기본 요건을 갖춘 후
각 상황에 맞는 다양한 의술을 행한다.

우리 몸의 공기는 저절로 들어온다.
삼투 현상과 같이 밸런스를 찾아가는 과정이다.

압력이 높으면 압력이 낮은 데로 흘러가듯
대기의 압력이 높으니 압력이 낮은
몸속의 폐로 저절로 공기가 들어가
우리 몸에 필요한 산소가 유입된다.
유입된 산소를 허파꽈리에서 저장하고 있으면
심장에서 온 피가 폐로 건너와 산소를 받아서
전신의 큰 도로, 작은 도로를 이용해 운반한다.

어린아이 혹은 아주 건강한 성인은
작은 도로에서 더 작은 도로,
즉 모세혈관까지 거침없이 산소가 전달되어
전신의 세포 하나하나까지
산소가 잘 공급된다.

이 피가 산소를 싣고는
큰 도로, 작은 도로, 아주 작은 도로, 더 작은
도로를 통해 온몸 구석구석 전달한다.

그리고 돌아올 때는 찌꺼기를 모아서 싣고는
배설 시키고 다시 숨을 토한다.
이렇게 순환을 반복하며
생명을 유지하는 것이다.

산소량이 적어지거나
산소 운반 인프라인 도로가 막혀버리면
세포의 생명 활동에 필수요소인 산소가
전달되지 않아 미세한 세포부터
죽기 시작한다.

세포가 죽고 미세한 도로가 막히고 하면
몸은 점점 굳어지게 되고,
나중에 큰 도로까지 막히게 되면
결국 큰 문제가 발생하는 것이다.

병이 수천 가지라, 병을 막고 고치는 방법도
수천 가지가 나와 있다.
그러나 병은 항시 한발 앞서서
새로운 병을 만들어 낸다.
인류사 끝없이 반복된 현상이다.

이제는 큰 틀에서, 큰 통으로 접근하여
이 문제를 풀어내야 한다.

큰 혈관이나 미세혈관들이 막히지 않게
도로를 잘 정비하고
숨이 잘 들어와 산소 공급을 원활하게 한다면
적어도 생로병사의 고통은
조금 완화되어 건강하고 장수할 수 있게 된다.

그러면 자기 본명을 다하고
행복하게 살다가 돌아가게 될 것이다.

우리 몸의 산소를 전달하는 크고 작은 도로의
인프라는 보이는 육체에 해당한다.

그런데 육체는 욕심 덩어리라 했다.
각 기관마다 자신의 기관을 위해
취하고만 하려 한다.
이때 우리 정신, 즉 정기신을 잘 조화시켜
육체를 통제하여야 한다.

맛난 것은 계속 먹고 싶고,
재미난 것은 계속 하고 싶고,
계속 쉬고, 자고, 먹기만 하고픈
이 욕심 덩어리를 적당히 통제하여
균형을 잘 이룰 수 있게 해주면
우리 몸에는 자체 정화 기능이 있어
저절로 청소되고 재생되게 되어 있다.

공기 중의 산소를
우리 몸속으로 유입하는 것은
절로 된다고 하였다.

하지만 몸을 잘못 쓰다 보면
그 잘못된 습관이 본성으로 변해
타고난 정기신의 원활한 작용에
부조화를 맞게 된다.

막 태어나 우주 자연의 본래 성정을 가져서
아무 욕심이 없는 어릴 때는
숨이 많이 들어올 수 있도록
신체가 구조적으로 저절로 기능한다.

횡격막이 아래로 쳐지면서
갈비뼈가 크게 움직여
폐의 압력을 낮게 만들어 대기 중의 공기가
흠뻑 빨려 들어오게 되어 있다.

그런데 사람이 성장하면서
점차 머리만 쓰고 몸을 안 쓰는
주종이 전도된 행위를 반복하다 보니
(우리 몸의 주인은 마음(정신)이요,
몸은 종이다.)
마음이 몸을 시켜 다스려야 하는데
반대로 몸이 하고자 하는 대로
마음이 따라 하게 된 것이 현대인의 병폐이다.

자연에서 받은 대로 마음·정신이 주인 되어
우주 정신이 깃든 그 상태를 회복하고
몸을 부지런히 갈고 닦아
섭생, 운동, 배설을 적당히 잘하게 하면
즉, 내 마음과 몸의 환경만 잘 만들어내면
우리의 숨이 절로 쉬어지는 것처럼
다시 회복되고 복귀하게 되어 있다.

사람은 언젠가는 죽는다.
죽는 과정이 아픔과 고통이 동반되기 때문에
괴로운 것이다.
태어나서 병 없이 오래 살다가
천수를 다하여 본향으로 돌아가면
가장 좋은 것이다.

밝돌법의 선인들이 전해오는 말 중에
"통기생생通氣生生하고 절기사망絶氣死亡" 한다는
말이 있다.
죽으면 기가 막히는 것이 아니라
기가 막히면 죽음이 찾아온다는 이야기이다.

산소가 잘 들어오고
피가 힘차게 전신을 돌고
모든 장부들이 맑고 깨끗하게 안정을 찾고
복원 능력이 원활하면 건강해지는 것이다.

산소가 들어오게 하는 기능의 근원,
피를 돌게 하는 기능의 근원,

세포가 분열하고 다시 재생하는 기능의 근원,
이 모든 것은 우주 대자연의 현묘한 섭리적
진리이지만 선인들은 이 근원을
"기氣"라는 것으로 표현했다.

기가 충만하면 몸과 마음의 기능을
잘 발휘하게 되고
기가 부족하면 활동 할 수 없어
점점 병마가 들어와 사망하게 되는 것이다.

하단전이라는 기운의 핵심 저장소에
기운을 충만하게 저장할 수 있다면
자연적 생로병사의 순리를 거슬러
역으로도 살아갈 수 있게 되는 것이다.

옛날에 산사람(선인仙人)이라 불리우는 분들은
산에서 수련하는 과정에서
이 생로병사의 순리를 벗어나는 공부를 통해
역으로 살아가는 실천적 결과를
만들어 냈던 것이다.

이분들은 본향으로 돌아가는 시간을
스스로 선택하여 돌아갈 수 있는 힘이
있었던 것이다.

태어나서 병 없이 오래 살다가
천수를 다하여 본향으로 돌아가면
가장 좋은 것이다.

그래서 옛말에 "인도人道는 순順이요,
선도仙道는 역逆이다" 라는 말이 있다.

높은 산에 들어가
하늘을 대표하는 태양과 가까이 마주하며
순수하게 우주의 정신과 닮아가도록 공부하고
육체의 욕심을 버리고
육체적 그릇을 잘 닦아가며
하늘 기운을 받아들이는 공부를 하는 사람들을
산인山人(산에 들어가 공부하는 사람)이라
하였다.

이 사람들이 후에 경지가 높아져
비범한 사람이 되었기에
선인仙人이라는 호칭을 붙였고,
그들은 보통 사람과 달리 건강하게 장수하고
우주 진리를 알고 실천하는 상징이자 표상으로
인식되었다.

보통 사람들은 태어나서 성장하는 과정에서
인간의 본래 타고난 몸과
정기신의 작용을 잊어버리고
조화롭지 못한 생활과 섭생을 반복하다 보니
그것이 본성에 가깝게 변하여
숨이 약해지고 짧아지면서 병약하게 되어
고통을 동반한 삶을 살아가게 된다.

그러나 반대로 산의 선인처럼
인간의 생로병사의 흐름을 역행하도록
숨을 잘 쉬고 몸을 잘 움직여주어
본래의 우주정신과 인간의 정기신 작용을
원활히 닦아주는 공부를 한다면
인도의 역행으로 갈 수가 있다.

우리의 태생 자체가
정신은 우주정신에서 왔고,
몸은 부모로부터 받아
하나의 생명체로 태어난다.

하지만 살아가면서
우주로부터 받은 이 우주정신을
받은 데로 돌려주어야 하는데
살다 보니 변질되어
제대로 돌려줄 수가 없게 된다.

이 우주로부터 받은 인간의 정신을
살아가면서 탁하게 쓰다 보니
도저히 재생이 안 되는 탁한 정신이
되어버린 경우도 있고(탁령濁靈),
혹은 모든 것을 파괴하고 분산시키려고만 하는
정신으로 변모해 가기도 하고 (화령火靈),
또는 악한 행동만 하다가
악한 정신으로 변모하기도 한다(악령惡靈).

반대로 우주정신을 잘 간직하고 유지하여
선행하고 선덕을 베풀면
선한 정신(선령善靈)으로 유지되고,
우주와 하나로 함께해 나가는 정신으로
발달하는 경우(현령賢靈),
우주정신의 본질을 연구하고 공부하여
대도를 깨우쳐 우주 대자연과 하나가 되어
살아가는 우주정신(묘령妙靈)으로도
변모하기도 하는 것이다.

이렇듯 우주 본체를 그대로 닮은
그런 정신을 받고 태어났지만,
살아가면서 내 정신을 어떻게 쓰고
만드는가에 따라 다시 돌아갈 때,
정신이 이미 변해 버려
본향으로 못 돌아갈 수도 있고,
원하는 대로 선택하여 돌아갈 수도 있는
여러 차원의 정신으로 변모하는 것이다.

현대인을 냉철하게 연구 분석하여
우리는 하나의 결론을 얻을 수 있다.

지금까지 내가 탁하고 악하게 살았을지라도
지금부터라도 본래 자연으로부터 받은
원래의 나로 환원된다면
다시 건강하고 행복하게
장수하며 살 수 있다는 것이다.

간단하다.
숨을 잘 쉬고, 잘 먹고, 잘 자고, 잘 배출하고,
잘 운동하면 되는 것이다.

반복해서 내 마음·정신을 우주정신 그대로
닮아가려고 노력하고, 몸을 적당히
잘 움직여주며 삶을 살아간다면
생로병사의 법칙에서 조금이나마 벗어나
고통에서 벗어난 삶을 살아갈 수 있으리라
믿는다.

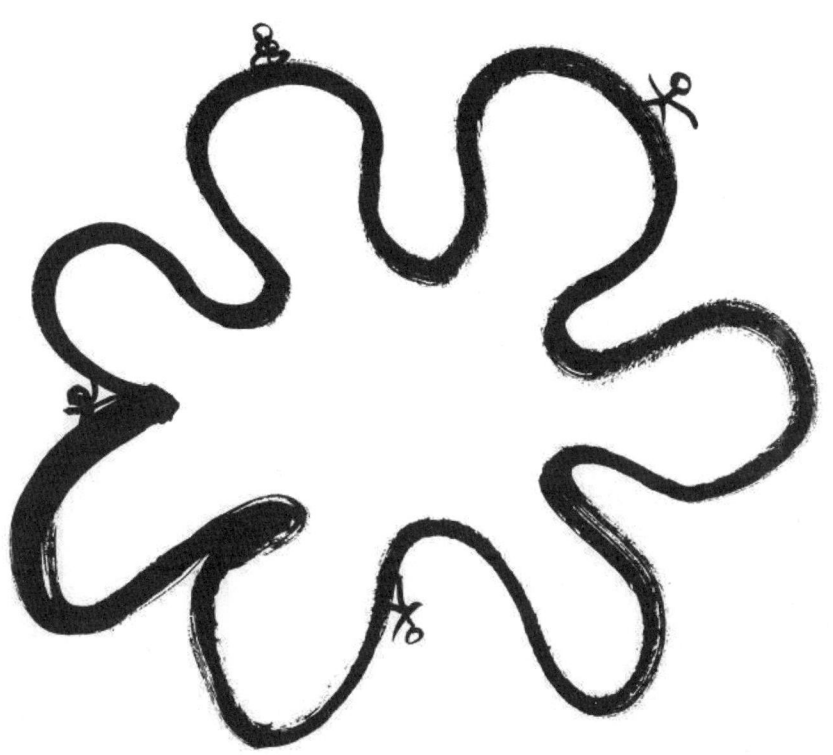

숨 잘 쉬는 방법

인류가 시작된 수십만 년 전부터 오늘날까지
정말 수많은 다양한 사람들이
태어나고 살아가고 돌아가고 하였다.

그 과정에서 과연 인간은 어디서 왔으며
어디로 가는지, 삶을 어떻게 해야
바르게 잘 살 수 있는지,
우주·자연·인간·사회에 대한 진리를
탐구했던 사람들이 수도 없이 많았고
지금도 탐구하고 있는 사람들이 없다고는
하지 못할 것이다.

고민의 출발과 방향은 다를지라도
결국 우주질의 통로는 하나의 원리로 통한다.
그러기 때문에 인간 생명체의 비밀을
풀어 들어가려면,
숨쉬기를 빼고 이야기할 수가 없다.

현대사회에서도 생명과학 분야에서
궁극적으로 이 문제를 깊이 있게
탐구하고 있다고 봐야 할 것이다.

숨쉬기의 중요성에 대해서는
굳이 전문적으로 의학, 철학, 생리를 가지고
이야기를 하지 않더라도
잠시라도 숨이 멈추면 사망하기 때문에
숨의 중요성은 누구보다 우리 자신이
잘 알고 있다.

하지만 잘 알면서 실천 못하고
연구하고 탐구하고 있지 않은 것이
숨쉬기 공부이다.

생명을 이루고 있는
우리네 몸과 마음(정신)을 놓고
숨을 잘 쉬는 법을 한번 탐구해보자.

우선 우리는 지구를 둘러싼 대기권 안에서
인간의 몸을 지탱하며 지구에서 살고 있다.

몸의 구성에 있어
가장 중요한 역할을 하는 것은
피와 공기(산소)이다.

피는 심장에서 전신으로 보내지고,
폐로 유입된 공기 중의 산소는 핏속에 잘 담겨
전신으로 운반된다.
피의 도로망인 혈관을 잘 정비하면
산소가 전신에 원활히 공급될 수 있다.

하지만 사람이 성장하면서
산소의 공급망이 점차 약화되고
결국 적은 양만 유입되어 늙고 병들게 된다.

왜 산소가 점점 적게 들어오고
유입이 약해지는 것일까?

공기가 충분히 들어오려면 앞서 얘기한 대로
폐의 기압을 낮게 만들어주어야 하는데,
그러기 위해서는 폐의 빈 곳을 넓혀야 하고
폐의 빈 곳을 넓게 만들기 위해서는

횡격막이 밑으로 내려와 주고, 그러면 상부에
있는 장부들도 자연히 아래로 내려와 준다.
그러려면 몸통을 보호하는 갈비뼈들이
수축이완을 통해 좌우, 앞뒤로 잘 벌어지고
횡격막이 쭉 내려가 가슴통을 텅 비워주어야
기압이 더 낮아진 상태인 폐 속으로
공기가 절로 유입되게 되는 것이다.

그런데 사람이 태어나서
유년, 청년기를 거치고 중장년기를 거치면서
섭생은 혼탁하게 하게 되고
점차 운동량은 부족해지고
각종 정신적 스트레스까지 동반되면서
점점 약화하기 시작하는 것이다.

정신은 두더라도 몸만 가지고 얘기해보면,
숨이 잘 들어오고 나가게 하기 위해서는
머리에서 내려오는 중요 신경 중에
호흡 신경을 잘 훈련해야 하고
횡격막의 상하 운동을 잘 훈련해야 한다.

그대로 내버려 두면
생로병사의 순행대로 가게 되어 있다.

즉, 척추를 중심으로
좌우 늑골까지 골고루 몸 전체를 풀어주고
이완 수축하는 운동을 해야 하고,
하복부가 들어가고 나오고를 반복하게 되면
저절로 횡격막이 상하운동을 하게 되어 있다.

이 두 종류의 운동을 반복하면
숨이 잘 들어오고 잘 나가고 하는 것을
게을리하지 않게 된다.

이런 공부법을 옛 분들은 산山에 들어가
고요히 홀로 몸을 움직이고 반복하면서
연구, 탐구하여 비밀을 알아낸 것이다.

몸을 한쪽으로 움직이면
어떤 변화와 증상이 오고
몸을 편협 되게 사용하면
그 결과가 어떻게 되는지를

체험과 실증으로 밝혀내어 그 공부 내용을
산에서 공부하는 사람들끼리 공유하며
발달시키고 발전시켜 오게 되었다.

산에 사는 사람을 산인山人이라 하고
탐구하여 경지가 높아진 사람을
선인仙人이라 하여
자연과 더불어 사는 사람이라 했고,
그 경계를 넘어 우주의 질서에 동참하여
하나가 되어 살아가는 사람을
선인伕人이라 하였다.

지금 우리가 다 산으로 가야 하고
선인仙人이나 선인伕人이 되자는 소리가 아니다.
단지 지금 우리에게 필요한 숨 잘 쉬는 방법을
얻어 익혀 가지면 되는 것이다.

선인伕人들은 이미
온몸에 숨이 잘 들어오게 하는 방법으로
전신의 모든 기혈을 골고루 자극하고 풀어주고
릴랙스 시키고 막힌 곳을 뚫어주는

기혈순환유통법 氣血循環流通法을 체계화하여
후세에 전하고 있다.

그분들이 내게 오라,
와서 선인이 되라,
오면 가르쳐주마 하는 것이 아니다.
현대인들을 위해 이미 전달해주었고,
해보라고 전하고, 권하고 있는 것이다.

그러니 우리는 그저 하면 되는 것이다.
해봐서 좋고 유익하면 계속하고
무익하면 하지 않으면 되는 것이다.

하복부 들숨·날숨의 묘법도
다양한 방법들이 천태만상으로 널려 있지만
우리 선인 仙人들께서
그것들을 통합하여 바르게 갈 수 있는 길을
체계적으로 세우고 만들어
우리에게 전하고, 권하고 있다.

이 방법이 단전호흡丹田呼吸이라는 용어로
동양 한·중·일 삼국의 옛 고서에
간혹 등장해 왔던 것이다.

지금부터 숨 잘 쉬는 방법을
새로이 연구하라는 것도 아니고,
탐구해보란 것도 아니다.

옛것이지만 선인仙人들이 전해주신 것을
현대인도 해보니 충분히 이득이 있고
상상 이상으로 효용이 있으니
따라서 하면 되는 것이다.

이미 수십만, 수백만 명 이상의 세계인들이
생활 속에서 유용하게 활용하며 체험해 본
실증적인 데이터가 있는 숨 쉬는 법이다.

이 실증적 숨 쉬는 법은
50여 년 전에 산인山人에서 출발하여
선인仙人으로,

더 나아가 선인 伋人의 경지까지 가신
청산선사에 의해 현대사회에 보급되었고
좋으니 해 보라고
현대 인류에게 권해지고 있다.

우주를 하나의 나라로 보아 국國이라 하고
사람人과 하늘天이 하나가 되는 길道이라 하여
국선도國伋道라 칭하고
국선도를 닦아 나가는 공부법을
국선의 도법이라 칭하며
전수·보급되어 왔던 것이다.

물론 한자 이전의 순수 우리말로는
태양을 숭상하는 민족답게
태양의 큰 힘, 원초의 힘, 하늘의 힘을 대변하는
상징인 태양을 "밝"이라 하고,
우주 질서의 돌아가고 돌아오는,
돌고 도는 그 원리와 법칙을 "돌"이라 하여
"밝돌"이라 칭하고,
그 닦는 방법을 "밝돌법"이라 하였다.

국선도의 옛 원이름은 밝돌법인 것이다.
하지만 이름이 무엇인지는 중요하지 않다.

그 속에 담겨 있는 콘텐츠가
우리 현대인에게 이득이 있느냐 없느냐,
실효성이 있느냐 없느냐가 중요한 것이다.

55년 이상 밝돌법이 현대인들에게
보급되고 전수되고 체험되어 오면서
체험적 자득 속에 충분히 검증되어
세계 여러 나라 사람들이 받아들여
자신의 것으로 만들어 심신을 성숙시키고 있다.

밝돌법의 구체적 수련 방법은
청산선사께서 쓰신 교재가 있으니
참고하여 공부해 나가시길 바란다.

청산선사께서 사회에 내려오신 하산 초기에
산에서 공부한 내용을 있는 그대로
우리 현대인이 알아볼 수 있도록 잘 정리하여
모든 것을 교재에 밝혀 놓으셨다.

청산선사의 원전에
바뀔 수 없는 밝돌법 내용이
기초부터 자세히 잘 정리되어 있지만
여기서 굳이 사족을 붙이자면
소우주인 우리 소아小我는
대우주인 대아大我로부터 생성되었기에
대우주의 품에 안겨 있다는 것을
우리는 늘 자각해야 한다.

지구 전체가 우주질 속 공간에
안겨 있는 것이라는 것을
의식적으로 자각하면서
소아와 대아가 연결된 통로이자
상호 소통하는 관이자 끈이
공기라는 것을 확인하고 이해하여,
공기가 몸속에 들어오고 나가고 하는 모습을
바라보고 동참하다가,
그 위에 넌지시 올라타서 바라보고 동참하다가,
그 다음은 동행하여 흐름대로 오가는 대로
나 자신의 소아 의식을 버리고 대우주에 안겨
조용하고 고요하게 있어 보는 시간을 반복한다.

이는 마치 기차에 올라타서
처음에는 의자에 가만히 앉아 있다가
서서히 일어나
움직이는 기차의 맨 앞 기관차 칸에 들어가
기차를 움직이는 기관들을 만지작거리다가
이를 반복해 익숙해지면
슬슬 기차의 속도와 방향을
내 의지대로 움직이고 머물게 하고,
속도도 내고 자유롭게 할 수 있도록
시도하여 보는 것이다.

반복하여 익숙해지면,
이제 우주의 리듬이 내 몸에 들어와
리듬을 타게 된다.

마음이 안정되고 몸이 강건하면
리듬이 고요할 수 있고,
몸이 탁하면 탁할수록 마음이 분산되고
가벼울수록 그 리듬도 거칠어진다.

어떤 상황일지라도 그 리듬을 타야
우주의 리듬과 소통이 가능하니
나 자신에게서 거칠게 일어나는 리듬일지라도
대우주에 얹혀 타서 나를 완전히
내려놓고 맡긴다 생각하다 보면
얼마 후에 내 의지대로 리듬을 탈 수 있고
조절하면서 안정을 찾아갈 수 있게 된다.

우주의 리듬과 주파수는
마음과 정신이 바로 서고, 선하고 착하고,
진심으로 좋은 생명체가 되어
대자연에 큰 효를 다하겠다는
마음을 일으킬 때
저절로 그 주파수가 대우주와 맞추어지기
시작한다.

이제 남은 것은
몸속에 작용하는 시스템을 이용하여
보다 효율적으로 산소를 많이 흡수하게 하고
우리 몸에 상승적 변화를 만들어내는 것이다.

이 점진적이자 상승적인 변화는
몸의 탄생과 함께 만들어진 구조 시스템상
일정하게 같은 내용이 반복되고
지속적일 때에, 몸의 시스템을 통제하는
데이터센터인 뇌에서 비로소 완전히 인식하여
내 것으로 받아들여 본성이라는 서랍장에
저장하게 되어 있다.

그렇게 저장되면
원래의 시스템과 추가된 신규 시스템이
충돌하고 융합하는 과정에서
몸과 마음의 변화가 실제로 일어나게 된다.

한마디로 하자면
요리하는 작업이나 다름없다.
요리를 완성하기 위해서는
요리의 재료와 물과 불이 적절히 필요한데
요리의 재료가 다 갖추어지면
불을 지펴서 모든 재료가 물속에서
잘 융합되도록 하는 일만 남아 있다.

우리 몸은 물로 이루어져 있고
그 물의 원천은 하복부의 하단전 자리이다.

하단전이라는 솥단지에
각종 요리 재료를 넣어 불을 피우면 된다.

불을 피우자면
장작이든 기름이든 가스이든
공기가 필요하다.

공기 중의 산소가 충분히 유입되면
솥단지 중앙에서부터
불이 활활 타오르게 되어 있다.

좋은 요리를 위해서는
이 불이 솥단지 전체를 골고루 지펴
모든 재료가 잘 융합되도록 해줘야 한다.

불을 잘 태우는 방법은
곧 산소를 잘 유입되게 하는 것이다.
매우 간단하고 단순하다.

이는 마치 연극을 하듯,
누군가를 닮아가면 되는 것인데
그 누군가는 바로 갓난아기이다.

갓난아기로 돌아가고자 최선을 다하다 보면
변화가 조금씩 일어난다.

탁한 욕심은 내려놓게 되고
천진한 마음을 갖게 되고
어린아이처럼 숨을 마시면 배가 나오고
토하면 배가 들어가는 습관을 하게 된다.

이 습관을 반복하여 본성이 되도록 해야 한다.
반복이 습관이 되어 누적되고
본성으로 심어질 때마다
한 소식이 오는 법이다.

하나 하나의 습관들이 모여
본성으로 바뀔 때마다
심신은 자연과 닮아가며
발달하고 발전하게 되어 있다.

마시면 배가 나오고,
토하면 배가 들어간다.

어린아이는 배 전체가 나오지만,
배꼽 밑 아랫배가 중심이 되어
나오고 들어가고 한다.

아랫배가 중심이 되기 위해선
간단히 우리의 의식만
아랫배에 집중하다 보면 된다.

사람들은 이 단순한 것을
성장하면서 잊어버리고 놓치면서
퇴화해 간다.

산소 공급이 점점 줄어들고 약화하여
몸에 불이 안 일어나서 점점 식어가고
굳어가면서 막히고 병마에 시달리다가
죽는 것이다.

기차에 올라타서 기차를 리드하며
운전하는 체험을 했다면
지금부터는 마시고 토하는,
즉 배가 나오고 들어가는 시간(초)을
일정하고 부드럽고 자연스럽게
자기 몸에 맞게 3초든 5초든 같게,
동요됨이 없이 일정하게
반복 훈련하는 것이 필요하다.

그래야 일정 시간이 지나
몸에서 본성으로 받아들여 합류시킨다.

이 자연스러운 과정은 마치
야생마 위에 올라타는 모습과 흡사하다.
아무리 차분히 올라타려고 해야 탈 수 없고
날뛰는 야생마 위에서 고요하기란 불가능하다.

하지만, 실수를 반복하더라도 다시 도전하며
야생마에게 신뢰를 받아내야 한다.
하늘을 믿고 하나가 됨에 대한
진정성 있는 나의 마음이

주파수를 통해 하늘에 전달되어야
야생마가 비로소 올라타도
잠잠히 요동치지 않고 받아들인다.

이 초기 진입 방법은 아주 단순하고 쉽지만
이 대문을 못 찾아 평생을 헤매는 사람들이
허다하다.

우리 선인들께서 수백, 수천 년 동안
체험과 실증으로 검증하고
대대로 전수하여 내려온 이 방법으로
대문에 들어서면,
그제서야 마당이 보이고, 건넌방이 보이고,
마루와 안방과 부엌이 다 보이고
더 깊이 들어설 수 있는 용기와 마음이
갖추어진다.

각 장소마다 들어가는 방법과 자세까지도
누구나 체계적으로 들어갈 수 있도록
옛 선인들께서 시스템화해 놓으신 것이
현대인에게 그대로 전수, 보급되고 있다.

이것이 국선의 도법이자 밝돌법인 것이다.

누구나 하면 쉽게 나를 변화시켜
상승적으로 몸과 마음을 변화시키고
자신을 더욱 잘 알게 되고
나아가 우주질서에 동참하게 됨으로써
대자연의 법칙에 잘 순응하여
만사가 형통하여 병마가 물러나고
즐겁게 삶을 살고 행복한 생명체로
살아갈 수 있게 된다.

대자연은 오로지 생생生生만이 있을 뿐이다.
우리의 생각, 행동, 마음은
한 조각 한 조각 모두 사라지지 않고
우주 공간에 영원히 남아 있는 것이다.

이것이 우주질서이다.
이 모든 것이 융합되어
새로운 우주 공간을 만들어내고 있다.

즉, 인간의 생각, 말, 행동들이 모여
지구라는 대형 컴퓨터 안에
다양한 프로그램의 소프트웨어를
만들어가고 있다.

우리의 지구는 천당이자 극락이 될 수 있다.
우리가 만들어내기에 달려있다.
늦지 않았다.

영원의 법칙밖에 없는
자연의 생생지도生生之道의 흐름에
동참하여 하나가 되면
인간 또한 장수 무병하며 행복해질 것이다.

다시 말해,
숨을 잘 쉬는 방법을 익히면 건강해지고
병이 사라진 만큼 강인한 생명체가 된다.

숨을 잘 쉬면
정신적인 힘이 더욱 견고하게
우주정신과 닮아가고

높은 도덕력 또한 갖추게 되니,
참 인간의 모습으로 성장할 수 있는 것이
바로 숨 쉬는 공부이다.

전하는 말 버리지 말고,
구하고 찾아내서 해보라고 전하고 싶다.
하다 보면 반드시 알게 되고
실제로 증명되는 것이 숨 쉬는 공부이다.

그러니, 버리지 말고 해보자.

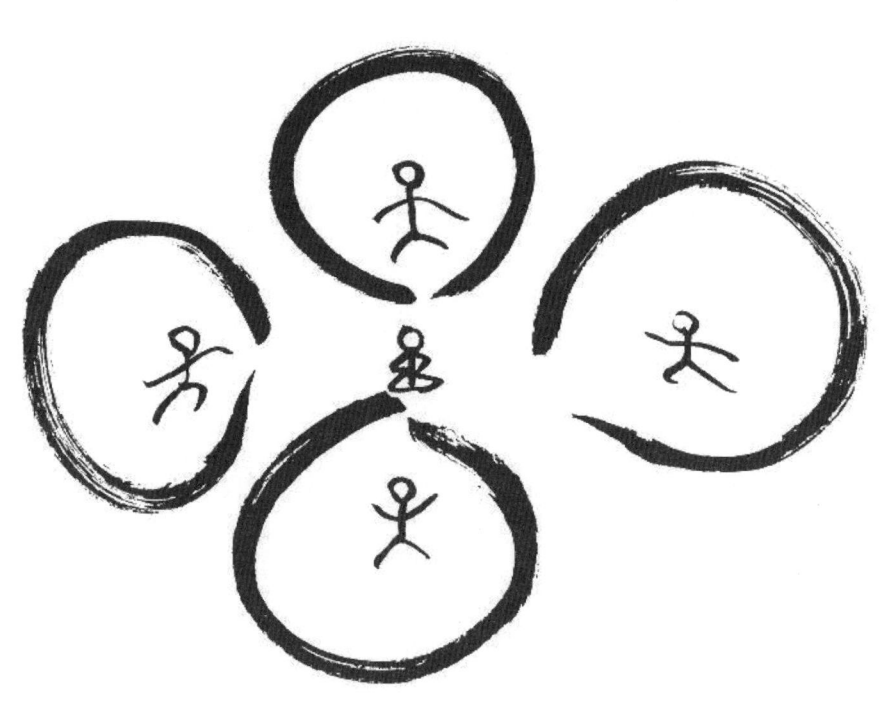

숨 쉬며 갖추어야 할 것들

숨 쉬는 공부는
하수(초보자)가 갖추어야 할 것이나
상수(상급자)가 갖추어야 할 것이나
모두 같다.

이것이 보통의 공부하고 다른 것이다.
일반적으로 다양한 공부 분야의 공부법은
초보자가 준비해야 하는 내용이나
갖추어 겸비해야 하는 것이
상급자가 갖추어야 할 것과
판이할 수 있다.

하지만 숨 쉬는 공부는
한 달을 공부하든 50년을 공부하든
그 갖춰야 할 것은 모두 같다.

가장 큰 이유는 공부의 대상이
대자연·대우주이기 때문이다.

이 대우주를 알기 위해
소우주인 "나"라는 본질을 탐구하게 된다.

그 탐구의 연결점이 바로 숨 공부이다.
이 숨이 대기 자연 우주와 연결되었기에
이 숨을 통하여 우주와 소통하고
소통하여 느끼고 감응이 오고 가며
우주의 본질과 나의 본질이
동질하다는 것을 확인하며
공부하게 되어 있다.

숨쉬기 공부할 때 반드시 갖추어야 할 게 있다.

인간은 발생적 입장에서 보면,
부모의 정기를 받고
우주로부터 우주정신을 받고 탄생하였다.

그러므로 첫 번째가
부모에 대한 효성과 대우주에 대한
감사한 마음이 항시 동반되어야
우주와 대기와 소통이 가능해진다는 것이다.

물론 인간은 이미 태어날때부터
천·지·인이 합일하여 탄생하였고
성장하는 과정 속에서도
매사 천·지·인 삼합을 이루고 있으므로,
생명이 존재하는 것이다.
바로 그 의미를 깨우치고 확인해 나가는
공부가 종교심이요, 철학의 근본인 것이다.

이미 그러함에도 불구하고 하늘과 대우주에
감사한 마음을 일으켜야 하는 것은,
우리가 라디오의 주파수를 맞추어야
소리가 나오는 것처럼
소우주인 인간이 대우주를 향하여
감사하고 고마운 마음을,
대효를 하겠다는 마음(**大孝之心**)을,
그 정성의 마음을 일으킬 때
비로소 소통이 되기 시작하기 때문이다.

그리고 두 번째 필요한 갖춤이 있다.
우주 질서에 동참하고
대우주와 소통하는 채널이 준비되면

우리 몸속의 작은 세포 하나하나를
빈틈없이 일깨워 소통을 준비시키는
작용을 일으켜야 한다.

즉, 대우주와 연결하고 소우주 속의
더 작은 소우주인 세포들까지 상호 소통되게
작용해야 하는 것이다.

내 몸속의 소통 작용은
이미 선인들께서 전수하신 기혈순환유통법을
매일 반복함으로써 그 효용을 극대화할 수
있다.

세 번째 갖춤은, 바로 숨 쉬는 방법이다.

앞서 이야기했듯이 인간이 모태에서
세상 밖으로 탄생할 때 우주정신이 유입되고
내 몸 안에 작용이 일어나 넋얼령(정기신 精氣神)
이라는 새로운 기능이 생성되어
온몸 안팎을 컨트롤하게 되어 있다.

밝돌법의 숨 쉬는 방법은
이 정기신精氣神을 통일하여 들숨 날숨에 녹여
하나가 되어 반복적으로 숨을 쉬되
산소가 많이 들어가도록 작동하며
숨을 쉬는 방법이다.

이미 이 방법도 국선도의 선인들께서
현대인에게 전수하여
남녀노소, 종교, 인종과 관계없이
누구나 할 수 있도록 전달된 상태이다.

숨쉬기를 공부하다 보면
몸(육체)이 발달하게 되고
겪어보지 못한 변화를 일으킨다.

그럴 때 보통 초행자들은 중도에 포기하거나
수련법을 변형해 쉽게 하려고 하거나 하면서
제대로 공부를 하지 못하는 경우가 많이 있다.

하지만, 선인들께서 하신 대로 그대로 잘하면
몸의 변화가 오지 않기도 하고

건너야 할 강과 같은 변화가 오지만 그냥
지나칠 수도 있으며, 몸의 변화가 오더라도
극복할 수 있는 지혜가 발휘되게 되어 있다.

밝의 힘(태양)을 받아들이는 방법은
쉽고 점진적으로 되어 있다.

누구나 할 수 있는 아주 낮은 단계부터
한 단계 한 단계 해 나가다 보면
나도 모르게 점점 고단수로 승단하여
모르는 것도 알게 되고
우주 질서에 동참하게 되면서
참인간으로 거듭나 저차원 생명체에서
고차원 생명체로 변모해 나가는 것을
확인할 수 있다.

그래서 예부터 밝돌법을
밝을 받는 법이라고 불러온 것이다.

이미 대우주와 소통하고 합일되어 살아가는
우리 생명체를 알고 깨닫고를 넘어서서

밝의 힘을 잘 쓸 수 있는 소우주의
밝은 생명체로 거듭나게 하여,
인간사의 복잡한 난제들을
하나하나 밝은 지혜로 풀어내며
다 함께 행복한 세상을 같이 만들어가는
숨쉬기 공부에 동참할 것을
적극적으로 권장하는 바이다.

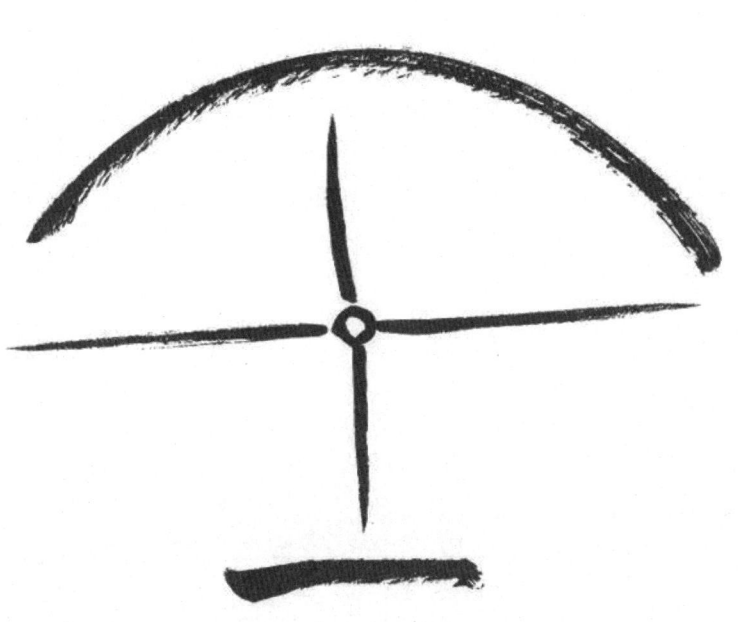

행공

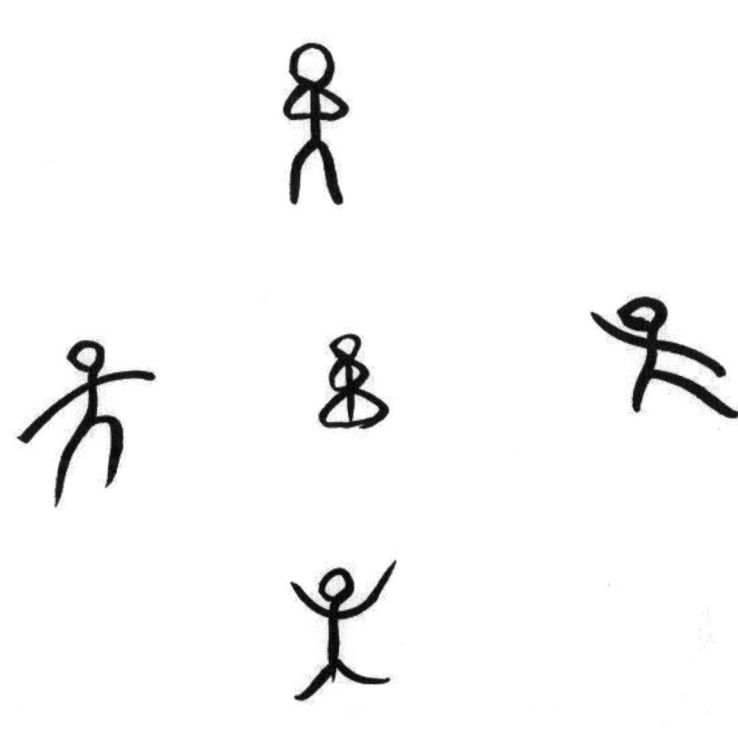

행行과 공功

행行은 움직임이다.
멈추어 있는 것을 행이라 하지 않는다.
살아있는 것은 움직임이 있다.
어떤 것이 어떻게 움직이냐에 따라
그 움직이는 행위가 나를, 주변을
이롭게도 하고 해롭게도 하며
인과응보의 법칙에 편승하여
기승전결을 맞이하게 된다.

내가 이해하건 알아채건 모르고 지나치건
인간사 모든 상황은 이 안에 머물게 되어 있다.

그래서 그 행위가 이롭고
주변이 감사함을 느끼면서
산출되어 나오는 모습을 덕德이라 하여,
덕德을 쌓는 것이라 하는 것이다.

덕은 탑처럼 쌓여서 올라가는 것이다.

공심公心으로 살면서 이타심을 가지고
배려와 이해로 주변을 포용하고
꽃이나 열매가 아니라
스스로 거름이 되고자 한다면
자연히 모든 행위에
덕德이 쌓여 올라가게 된다.

덕德이 계속 쌓여 어느 정도 시간이 흐르다보면
덕이 복福으로 전환되는 변화가 오고
복으로 바뀌기 시작하면 운대가 바뀌어
생각하는 것마다, 하는 일마다,
운이 좋아지게 된다.

사람들은 수련을 하건 안 하건
누구나 어떤 생각을 하고 행위를 하면서
덕을 쌓기도 하고 무너뜨리기도 한다.

그렇게 복을 지으며 운대를 좋게 하기도 하고,
나쁘게 하기도 하는 등 매 순간 생각과 행위를
스스로 결정하고 선택하여 살아가고 있다.

지금 나의 현재 모습은
내 생각과 내 행위의 결과이다.

지금 잘 살건 못 살건 행복하든 불행하든
나의 마음, 나의 행위를 잘 쓰면
덕을 쌓아 복을 짓고 운이 좋아진다.

이렇게 덕을 쌓는 모습을 공功이라 한다.
공덕公德, 공공심公共心의 덕을
정성스럽게 쌓는 모습을 공功이라 하는 것이다.

그래서 공심公心을 갖고 행위 하는 것을
행공行功이라 하게 된 것이다.

인간은 누구나 행공을 하며 살아가고 있다.

하지만 최상의 공덕公德을 쌓는 방법은
자신을 알아가고 자연과 우주 법도에 맞게
살아가는 자세의 행위가 곧 진정으로
최상의 덕을 쌓는 방법이다.

행行은 반드시 공적公的 행위가 들어간
행위여야 덕이 쌓이게 되어 있다.
사적私的이면 덕은 약해지거나 부실해져
무너지게 되어 있다.

공적으로 정성스럽게 덕 쌓는 행위를
하는 것을 공功이라 한다.

행行과 공功은
하나의 실체의 변화하고 승화되는 모습을
상징하여 쓰게 된 말이다.
서로 분리할 수 없다.

덕德에는 음적陰的인 덕과 양적陽的인 덕이 있다.
양적인 덕은 눈에 보이고,
표시 내면서 하는 덕이다.

하지만 음덕陰德은 보이지 않는 덕이고,
표시도 나지 않을뿐더러
누가 보지도 않는데 아무도 모르게
스스로 조용히 행하는 것이다.

최상의 행공의 모습은 음덕陰德을 쌓는 것이다.

누구나 음덕을 쌓기 시작하여
그것이 나의 그릇에 채워져
음덕이 복福으로 화化하게 되고
운기運氣의 리듬이 나라는 생명체를 태워
자연스럽게 자연의 리듬과 함께 흐르게 된다.

조용히, 고요히, 홀로 행공을 한다는 것은
나와 가족과 인류를 위해 공덕을 쌓는 행위의
최상의 모습이다.

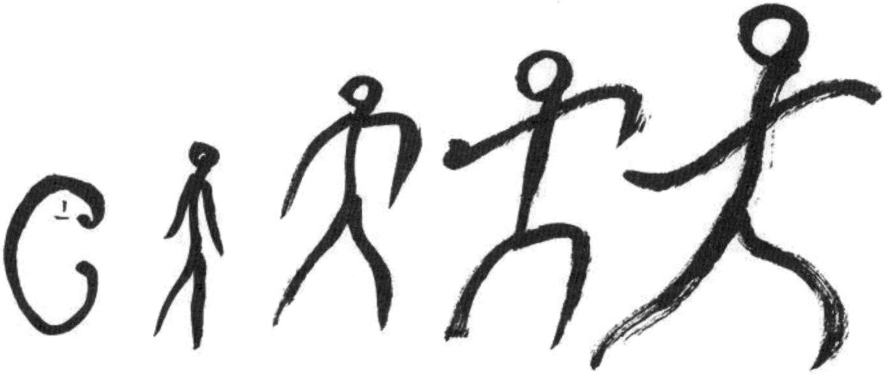

누구나 행공行功은 하고 있다.

앞서 얘기했듯이 살아있는 인간 생명체는
모두 움직이며 살아가고 있다.

행과 공에 얼마나 절실히
최선을 다하며 집중하고 있는가에 따라
질적 차이가 있을 뿐이지,
누구나 행공은 하고 있다.

모든 사람이 저마다 행공을 하며
운동도 하고, 사업도 하고, 공부도 하고
전쟁도 불사하고 평화도 이룩하며
그렇게 우리 인류는 발전해 왔다.

그런데 오늘날 우리 사회가
공심公心으로 공사公事하고 그게 공덕公德이 되어
복 짓는 사람 사회, 천지자연과 조화하는 운 좋은
현대사회로 발전하여 각 개인이나 전 인류가
행복과 즐거움으로 가득 넘쳐야 할 것을

우리가 만들어 온 이 사회가 어떻게 변해가고
있는지를 잘 알면서도 우리는 아직 사심私心으로
사사롭게 행위 함으로써 덕이 쌓이지 않아
복이 없는 개인과 인류사회가 되어 가고 있다.

하늘과 똑 닮게 태어난 우리 인간들은
탄생하면서 날카로운 칼날을 만들며 태어났다.
자연히 그렇게 되었다.

그 칼날이란 것은 바로,
나를 살리기도, 더 강하게도, 더 지혜롭게도 하는,
"나"라는 생명체의 안팎을 관리하고 통제하는
정기신精氣神 시스템이다.

우리 선인들은 이 시스템을 알아채고 밝혀내어
사용법까지 소상히 정돈하여
현대인에게 전달하여 공부시키고 있다.

이제 사심私心을 버리고 공심公心으로
사욕私慾을 버리고 공욕公慾으로
사사로운 행위를 중단하고

공사公事를 쌓아가는 행위를 통해
우리가 일군 사회를 잘 살려내어
자자손손 좋은 지구촌을 물려줄 수 있도록
행과 공을 겸비하며
바르게 살아가야 할 것이다.

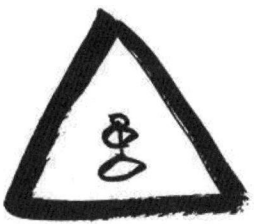
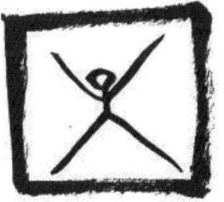
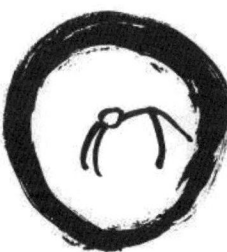

최상의 행공법 行功法

지상 최상의 행공법,
즉 살아있는 생명체가 행 할 수 있는 최고의 법은
이미 많은 성현이 밝혀 놓아 종교의 형태 등으로
그 근본이 되는 가르침을 인류에게 선사했고
수많은 동서양의 철학자들이 세밀히 연구하여
그 자연의 신비에 접근하고 이해할 수 있도록
길을 닦아 왔다.

하지만 심心을 심心으로만 이해하고 깨닫고 하여
행과 공의 경계를 넘어서지 못하고 있다.

심心과 심心이 부딪칠 때 공심公心이면
서로 조화롭게 합해지지만
그 심心이 어느 한쪽이라도 사심私心이면
서로 부딪혀 마찰이 일어날 수밖에 없게 된다.

이 모습이 작게는 나의 가정에서,
동네와 마을에서,

크게는 국가와 국가 간에 발생하고
이는 큰 숙제이자 온 인류가 해결해야 할
문제들이 된다.

문제 하나하나를 보면
난해하기 이를 데 없이 복잡해서 풀 수가 없지만
그 뿌리를 생각해서 원천을 변화시키면
모든 것이 바뀔 수 있다는 확신을 갖게 된다.

그 원천을 우리 모두 심心을 공심公心으로
공심公心을 공사公事로 짓기 시작하면
덕이 쌓여 우리 이웃과 사회가
나와 다른 남들과 함께할 수 있게 되고,
하는 것마다 슬기롭고 지혜롭게 풀려나가면서
즐겁고 행복한 세상으로 바뀔 것이다.

공심과 공사를 하는 행위 중 최상의 행위이자
최고의 행위는, 우리 생명체의 본질에 접근하고
닦아 나가는 것이다.

"나"라는 생명체가 어디서 왔고 어디로 가며
어떻게 살아가야 하는지,
천지자연 법도 안에 이 생명체가 살고 있는데
그 구조 시스템은 어떻게 이루어져 있고
그 법도를 어떻게 지켜야 대우주의 법칙에
위배하지 않고 순리대로 잘 살게 되는지를
알아가는 공부가 바로 최고, 최상 공부의
행공법이다.

그 행공법을 우리 선인들이
수백, 수천 년 동안 삶을 온전히 던져 밝혀내어
체득의 도법으로 완성해
오늘날을 사는 현대인들에게 꼭 필요한
삶의 길에 공덕을 쌓는 행공 방법으로
제시하고, 권하고 있다.

현대사회에서도 이미 많은 사람이
반세기 전부터 이를 익히며 공부해 오고 있다.

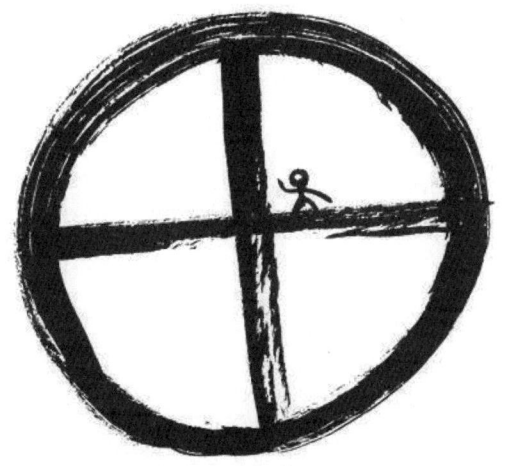

행공의 결과

올바른 행공을 하게 되면
바른 마음을 갖게 되고
바르게 볼 수 있는 힘이 생기고
바르게 깨달을 수 있는 저력이 생긴다.

그리고 더 나아가 바른길로 바르게 갈 수 있는
건강하고 바른 사람이 되기 시작한다.

행공을 하면 생각한 것보다
훨씬 많은 부분이 발달하게 되고
자연과 동화되어 우주심으로 돌아가며
우주정신을 되찾아 본래 면목인 참나를 찾고
대우주와 소우주인 내가 합일되어
생각 하나하나, 행동 하나하나에
빗나감이 없어진다.

자연과 더불어 함께하고
우주 질서에 순리적으로 동참하는

행공을 하는데 어떻게
내 몸과 마음에 변화가 없을 수 있겠는가!

천 가지의 변화가 곧 내 마음, 내 몸에서 일어나
지금의 나보다 차원 높은 나로
변모해갈 수밖에 없는 결과가
일어나게 되어 있다.

세상 이치는 뿌린 대로 거두는 것이다.
가꾼 만큼 수확이 있는 것이 진리이다.

나를 씨앗으로 보고
우주 한 가운데에 떠 있는
아름다운 별나라인 지구에 나를 심어,
지속해서 가꾸고 살핌을 가지고
행공을 반복하다 보면
자연과 하늘의 우주심이 스스로 손을 내밀고
생명체를 감싸고 보호하게 되어 있다.

이것이 불변의 진리이다.

우주심으로 돌아가고자 하는 마음은
사심은 멀어지고 공심이 작동하기 시작한다.

예부터 많은 성현이 이타심을 가지고
공심公心으로 살아야 한다는 말씀을 하신 것은
곧 우주심으로 돌아가면 된다는 말이다.

오늘날 지구촌의 마찰과 불찰에서 오는
대자연과 인간사회의 부작용의 결과들은
개인이기주의와 집단이기주의에서 나오는
결과물이다.

서로 공심公心의 우주심으로 돌아가기 시작하면
태양이 하나이고 달이 하나이듯이
하나의 목적과 목표를 위해 행동하게 되고,
공심公心이란 부딪침이 생길 수가 없는 법이다.

우주 공간의 모든 생명체, 우주의 많은 별이
서로 공생하며 살아가는 조화의 힘이
곧 이 공심公心의 힘이다.

진정으로 좋은 세상, 바른 세상을
후손에게 물려주고자 한다면 지금부터라도
숨 쉬는 법과 음덕을 쌓는 행공을 통해
우주심으로 돌아가는 노력을 해야 한다.

그래야 복잡한 현대사회가 공심公心으로,
서로를 위한 이타심으로 즐거움이 넘치고
행복한 삶의 터전이 된다.
정성껏 진심을 다해 행공하면
생생한 성장이 있을 뿐이다.

태어나면 반드시 성장하는 것이
또한 생명체의 특징이다.
힘이 고갈되면 죽어가는 낙지처럼,
굳어 있는 고등어처럼 점점 병마에 시달리며
괴로워하게 된다.

사심私心이 발달하여 숙성되면
생명의 힘이 분산되어 힘든 삶을 살게 되어 있다.

이 모든 것이 생명체가 지니고 있는
하나의 모습이다.

어차피 해야 하는 여러 행위 중에
이왕이면 올바른 행공의 행위를 하여
긴 세월을 스스로 성장하는 우리 생명체를
건강하게 장수하게 하며
참사람이 될 수 있게 하는 기회를 잡아보자고
하는 것에 동참하지 않겠다는 인간이
어디 있겠는가!

지금 당장은 괴롭고 힘들고 귀찮을 수 있겠지만
더욱 비참해지고 바닥에 다다르게 되면
지구촌은 점점 아수라가 될 뿐이다.

우리네 마음은 어차피 우주심을 찾고 싶어 한다.
스스로가 돌아가고 싶어지기 때문이다.

더 바닥으로 내려가 더 힘들어지기 전에
지금부터라도 변화의 끈을 놓치지 말아야 한다.

수십만 년 인류 역사 중 현대에 사는 우리에게
참 행공을 할 수 있는 기회가 주어진 것에 대해
이 시기의 기회를 버리거나 놓치지 말고
받아들이고 참여하여,
참 세상의 멋을 느끼며
삶의 길을 살아가길 바란다.

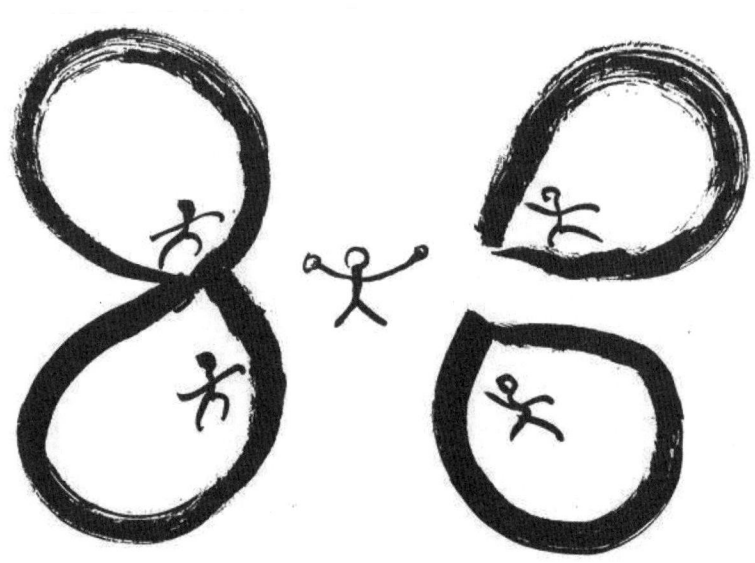

행공의 활용

우리는 전문 수도자나 수행자가 아니다.
그래서 대부분의 시간을 행공하는데
쓸 수가 없다.

현대를 사는 우리들은 먹고 살기에 급급하여
사회적 현실을 유지하기 위해
대부분의 시간을 쓰며 살아간다.

정신없이 살다가 지병이 생겨 탈이 생기면
잠시 멈추어 쉬지만 회복되면 다시 달리고
달리다가 다시 지쳐 떨어져 쉬고 하면서
지병은 점점 악화하고 확대 재생산되어
급기야는 사회 활동조차 하기 어려운
그런 생명체가 되고 만다.

계속 이런 삶을 반복하며 살아야 할 것인가.
양심을 가지고 스스로에게 물어보자.

아니다.
이런 삶은 살아가는 것이 아니다.
죽어가는 것이라 할 수 있다.
고로 즐겁고 행복한 인생이 아니다.
이는 괴롭고 불행한 삶을 사는 것이다.

우리는 사회생활에 어떤 정보가 필요하면
이를 찾아서 암기하고, 시간이 없으면
자투리 시간을 내서라도 반복하고 암기하여
내 것으로 만들어 생활에 유용하게 활용하며
살아간다.

이렇듯 우리의 생명 활동 중에서
최소한의 시간을 투자하여, 그것마저 어려우면
순간순간의 자투리 시간을 활용해서라도
복잡한 사회생활을 능히 이겨낼 수 있는
강인한 정신력과 육체를 유지할 수 있다면
누가 반대하겠는가.

사실 행공법에는 비밀 아닌 비밀이
많이 숨겨져 있다.

현대인에게 그 활용 방법이 무한하게 있다고
봐도 좋을 것이다.

국선도의 공부법은
통찰력을 얻기 위한 것이기 때문에
편협 되게 하거나 분해하여 내 입에 맞는 것만
찾아서 하지 않고, 모두를 합하고 합하여
변화되는 그 형상마저 통째로 하는 공부법이다.

현대의 공부법처럼 어느 한 부분만
떼어서 보지 않는다.
우리가 무언가를 습득하려 할 때는
통으로, 본래대로 공부해야
그 온전한 결과를 체험할 수 있게 된다.

좀 더 현상적인 모습을 가지고 말한다면-
인류가 분화 발전되어온 만큼
현대인의 생활은 분리 발전되어 있다.
그래서 건강상 어떤 상황이 발생하면
그 부분에 대한 것만 특화해서 절실히 필요로
하게 된다.

하지만 지난 수십 년 동안
국선도를 수련했던 많은 분께
임상적으로 나타났던 결과들을 살펴보면,
몸과 마음 어딘가에 탈이 나서 힘들고 괴로운데
그 문제가 심각해도 현대의학이나 한의학에서는
치료되거나 해결되지 않았던 상황들을
정심正心과 진심眞心을 다해 수련 함으로써
고비를 넘긴 상황들을 많이 볼 수 있었다.

가볍게는, 소화불량이나 배변이 힘든 현상과 같은 것들은 제대로 된 숨쉬기를 조금이라도 하면 금방 효험이 나타난다.

허리가 삐끗했거나, 어딘가 결리다 하는 등의
현상은 몇 가지 행공 동작을 해주면서
숨쉬기를 하면 오래 안 가 회복될 수 있다.

생각이 복잡하고 어려운 일로 머리가 아플 때도
마음을 가라앉혀 숨을 고르고 나면
언제 그랬냐는 듯이 사라진다.

요새 특히 잠을 못 자는 현대인들이 많은데
숨쉬기를 몇 번 하다 보면 절로
숙면에 들어갈 수 있다.

현대인의 라이프스타일을 보면
병고가 있을 수밖에 없는 환경이다.
하지만 큰 탈이 없다고 그냥 내버려 두고 참으면
몸과 마음은 그게 습관이 되어 병으로 커지고
더 큰 문제를 발생시키며 고생하게 된다.

국선도의 행공법은
이도이치병 以道而治病의 원리라 하여
자연으로 돌아가고자 하는 심신 수련을 통하여
병이 저절로 물러나게 하는 원리이다.

현대인들도 행공법을 잘 익혀 생활에 활용하여
생명을 충익하게 만들어 내면 되는 것이다.
효험이 없다면 소용이 없을 텐데,
효험이 있기 때문에 절실히 권고하는 말이다.
작은 병고의 씨앗조차
생기자마자 근원을 없애는데

아주 깊은 수련에 들어가지 않아도
원만하게 해결될 수 있는 최상의 행공법이니
생활에 얼마나 유용하게 쓰이겠는가.

지금도 세계 곳곳에서
말없이 수련하고 있는 사람들은
이런 작은 참맛을 수시로 느끼고 체험하며
건강을 누리며 살아가고 있다.

우리가 만들어 온 사회와 세상을 위해서,
그리고 우리의 자손들을 위해서라도
행공을 하며 자신을 수양하자.

본래의 건강한 생명체를 더욱 발달시켜
참다운 인간으로서 자연과 더불어 함께하고
지구상의 온 생명체가 둘이 아니고
하나의 유기체로 움직이고 있다는 것을 깨닫고
동화됨을 체험하며 살게 된다면,
하루 10분, 20분, 30분의 시간이
결코 낭비가 아니라는 것을 알게 될 것이고,
그 가치를 소중히 하게 될 것이다.

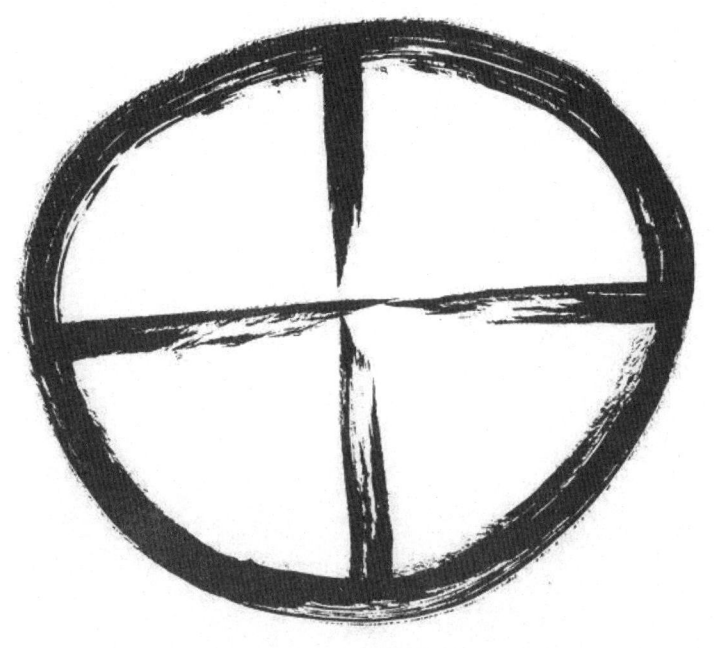

밝돌법 행공하기

밝돌법 행공하기를 읽기 전에

밝돌법 행공에 대해 말하기에 앞서
밝돌법의 법리를 알고 체득하는 데에는
오늘날 현대인들에게 밝돌법을 전수해주신
청산선사에 대해 그분의 성품이랄까 스타일을
조금이라도 엿볼 수 있다면,
오늘날 왜곡, 변형되고 변질된 법수를
왜 본원 중심으로 정통을 유지하게 되었는지
짐작할 수 있겠다 판단되어, 이에 대해 아는 만큼,
경험하고 겪은 만큼, 팩트를 중심으로 한
실제 상황을 먼저 이야기해 보겠다.

하지만 어떤 사람을 평가한다든지,
그 사람이 어떠어떠한 인물이라고 얘기한다는
것은 참으로 어렵고 난처한 일이 아닐 수 없다.
어찌 사람 속까지 다 알 수 있겠는가.

근대사 인물 중에서도
사회공헌을 혁혁히 하다가 가신 많은 분이

세월 속에 묻혀 그 흔적과 소문만 무성하거나,
이야기 짙은 팩트마저 시간이 지나면서 서서히
연기처럼 사라져버리는 경우도 많다.

하지만 역사적 인물은 역사적 사실에 의해
알 수 있고, 그때 그 시절을 함께 보낸 이들의
증언과 팩트가 고증이 되어 이야기되기도 한다.

긴 세월이 지나 이제는 청산 사부님의 가르침을
몸소 체험했던 많은 제자나 회원들마저
점점 그 숫자가 손에 꼽을 정도로 없는 것이
현실이다.

내게는 청산 사부님과 인연이 닿아
산중수련장에서 함께 노동하고 곁에서 수행하고,
서울 도심 속 본원에서의 시간과
재입산 준비하시는 과정 동안
청산 사부님을 모시고 옆에서 보좌하며
동고동락한 경험이 있다.

10대 후반부터 20대 초반까지 불과 몇 년이지만
농도 짙었던 그 시간이 내게는 수련하고
수행하는 삶에 대해 상상하고 계획했던
생각들을 송두리째 바꿔 놓는 시간이었다.

성품에도 자질에도 어울리지 않게 얼떨결에
본원의 중책을 맡게 된 것도 청산 사부님이
안 계신 빈자리의 큰 기둥 자리를 마치 가냘픈
성냥개비로 지붕을 떠받치고 있는 꼴이었다.

사실 그 시절은 아무런 사회적 경험도 없었던
내게는 견디기 어려울 정도로 큰 시련의 시간일
수밖에 없었다.

하지만 사부님과 함께했던 수년의 짙은 세월
속에는 사부님 안 계신 시대를 스스로 이겨내게
만들어 주셨던 씨앗의 말씀들이 있었다.
그 말씀들이 한데 엉키어서 스스로 일어서
모든 일을 비전과 방향과 방법을 제시해 주신
대로 실천할 수 있었다.

부족하고 허술하지만 많은 일들을 해내며
조직의 근본인 인간관계에 대하여,
조직 체계에 대하여, 수련법에 대하여…
수련에 대한 것부터 사회적인 일까지
두루 고민하지 않을 수 없게 만드셨던 것이다.

말씀 하나하나, 체험한 것 한순간 한순간을
전부 되새기며 심각하고 치열하게, 연구하고
탐구하고, 체득해 나가지 않을 수 없었다.

그런 과정을 거쳤던 16세 소년이
이제 환갑이 다 되어 청산 사부님으로부터
배우고 익히고 체험했던 법수에 대한 이야기를
하려는 것이다.

그러려면 다시 20代의 나로 돌아가야 한다.
삶의 때가 찌든 현재의 내가 20대 초반의 싱싱한
마음으로 돌아가 그때 그 심정을 다시 엿보고
확인한다. 욕심 없이 고요히, 그때 그 시절의
상황을 그리며 팩트에 입각해 글을 정리해본다.

먼저 청산 사부님에 대하여
우리가 반드시 선입 되어야 하는 생각은
사부님은 일반 사회인이 아니라는 것이다.
정상적으로 학교에 다니셨거나
사회인들과 부대끼며 생활해왔던 분이 아니다.

그렇기 때문에 그분을 일반인이나, 혹은 무슨
학자나 기인이나 우리가 알고 있는 차원의
도인으로 보면 안 된다.

우리는 흔히 사회생활을 잘 알면서
산중 생활하는 수도인들을 보아 왔지만
그 시각으로 사부님을 상상해서는 안 된다.

사부님의 어린 시절은 우리나라 모두가
어려웠던 때였기에 사부님 역시 어려운
환경에서 태어나 자라셨고,
어린 나이에 산중 밝돌법의 도인들과 인연 닿아
수련을 배우고 그 법맥을 이어 밝돌법 최후의
전수자가 되셨다.

어린 나이에 깊은 산중에 들어가 두 분 스승과의
생활하신 것 외엔 아무런 경험이 없으시다.

수련을 마치고 하산을 명 받아 사회생활을
시작한 것은 마치 영화 속의 밀림에서 성장한
타잔이 사회에 나온 것과 같은 것이었다.

밀림 속에서는 맹수를 제압하는 힘 있는
타잔 이었지만, 사회 속에서는 아무런 상식도,
경험도 없는 원시인이나 다름없었다.

어쩌면 영화 속 타잔보다도 더한 원시적 생활을
하며 지내셨기 때문에 현대 문명에 대해서는
상상 이상의 이질감이 있었을 것이라 사료된다.

상상을 해보시라.
사부님 입장에서는 현대 사회의 모든 것이
신기하고, 마치 이상한 나라에 온 것처럼
모든 것이 궁금하고 재미있었을 것이다.
또한 얼마나 많은 유혹이 따랐겠는가.

이런 현대 사회 환경 속에서
하산하신 목표와 목적을 실행하기란
결코 쉽지 않으셨을 것이다.

세월이 더 가서 미래에는
사부님 활동 당시의 시대 사회적 상황과
산중 도인이 왜 사회에 나와서 활동하게 됐는지
하는 문화 인류사적 의미와 가치에 대해서
전문적 연구가 더해져 올바른 담론이 담긴
논문들이 나와 더 많은 이들에게 이해되고
납득이 될 날이 오리라 확신한다.

훗날 그런 연구가 성행될 때
이 글들이 작은 단초가 될 수 있기에
희망을 품어본다.

내가 겪은 청산 사부님은
시간이나 공간에 대한 의식이 없으신 것으로
느껴졌다. 좀 더 정확하게 말하자면,
초월했다고 본다.

보통 우리가 생활 속에서 어떤 일을 할 때는
아침이나 오후에 할 수 있는 시간을 정해 행한다.

하지만 사부님은 어떤 이야기가 나오면 밤이
깊었건 컴컴한 새벽이건 바로 그 즉시 행하신다.
어떤 종류의 일이건, 모두 마찬가지셨다.

수련도 많이 하고 도력이 높아서 그런 것일 수도
있겠지만, 사부님의 산중 생활 습관이 그러하지
않으셨을까 생각된다.

무엇이든 그 즉시 실행에 옮기셨다.
그래서 주변에 이를 처음 접하는 사람들은
당황하고 당혹스러울 때가 많았다.

가령 여럿이 식사를 하던 중
창고가 하나 더 필요하겠다는 말이 나오면
식사 중간에 벌떡 일어나시고는 안 계신다.
나가보면 이미 창고를 혼자 짓고 계신 것이다.
그럼 모두들 헐레벌떡 나와 일하게 되는
식이었다.

수련에 대해서도 마찬가지이셨다.

청산 사부님을 직접 지도하신 청운도인께서는
매우 엄중하셨다고 한다. 그래서 게을리하거나
시간을 지체 않고 가르침을 바로 실행으로
옮기는 습관이 어릴 때부터 몸에 배신 것이다.

뜸 들이고 생각하고 계획하고 마음먹는 시간이
필요한 현대인들이 볼 때는, 사부님이 이렇게
바로 행하시는 모습을 이해 못 할 수도 있고
안 할 수도 있다고 생각된다.

그리고 사부님께서는 항상
한번 가르치면 끝이셨다.

먼저 행하고 보여주셨는데,
이를 보고도 안 하거나 못 하면
더 이상 연연해하지 않으셨다.
하지만 그 가르침을 이해하고 실행하여
체득이 된 것이 보이면,

반드시 그다음 과정을 진행하셨다.
아무런 말씀도 예고도 없이 그냥 바로 하신다.

예를 들면 어떤 이에게 준비운동을
가르쳐주면서 같이들 해보라고 하신다.
누구를 먼저 가르친 것은 중요하지 않으시다.
누구든지 결국 배워서 익히면 된다고
생각하신다.

이때, 틀리고 잘못되어도 가만히 보고 계신다.
"아니다, 이것이 맞다."고 지적하지 않으신다.
그냥 보고만 있으신다.
그런데 "이것이 맞습니까?" 하고 물으면 그제야
"아니야, 이렇게 해야 해."라고 하신다.

물어야 한다.
고민하지 않고, 생각이 밝지 못하면
물을 것도 없어진다. 탐구하고 연구하는 자만이
묻고 확인하게 된다.
궁하면 통하고 두들기면 열리는 것이다.

일반 가정에서도 부모는 자식이 성장하는데
필요한 것들을 쌓게 하기 위해서 학원을
보내거나, 진로를 같이 고민하거나, 자식의
성품을 관찰하여 미래를 함께 설계하곤 한다.

하물며 수련의 깊이가 높은 청산 사부님께서
미래에 대한 걱정 없이 제자나 조직을 방치한 채
되는대로 그냥 내버려 두고 사셨겠는가.

오직 밝돌법의 전수와 보급을 위해 하산하셨던
것이기 때문에 그 일념을 실천하며 사회의
구석구석을 관찰하고 체험하며 사회에서의
시간을 보내셨으리라 생각한다.

평상시 자식의 생각과 습관을 보면 미래가
예측되듯이, 일반 부모들처럼 사부님 또한
재입산 후에 사회적으로 어떤 일들이 어떻게
벌어질지 충분히 상상하셨을 것이라고 생각된다.
그런 바탕 위에서 사회적 흐름에 맞게,
또 제자들의 성품에 맞게,

재입산 후 과도기에 일어날 수 있는 많은 일들에
대해 미리 말씀을 주시고 대비시키고 준비
시키셨던 것이다.

심지어 대비할 능력이 없는 것까지도 잘 아시고
그것을 포함한 준비까지 하셨던 것이다.
40년이 지났는데도 그 대비가 아직도 유효하게
진행되고 있다. 그것을 보면 수도 세계에 대해
절로 고개가 숙어지지 않을 수가 없다.

청산 사부님은 그냥 밝돌법 그 자체셨다.
생각 하나하나, 행동 하나하나, 움직임 자체가
밝돌법이셨다. 오로지 그것밖에 안 보이셨다.

현대인들은 도인을 상상하기를
수염이 길고 기품 있게 한복을 입고
말이 느릿하면서 고상하고 품위 있게
멋진 말만 하는 사람으로 여기겠지만,
청산 사부님은 한마디로 그냥 밀림에서 온
타잔이었다.

타잔 자체가 그냥 밀림이었다.
말 그대로 자연인이셨다.
잠시 도심 생활했던 타잔이 다시 밀림으로
돌아간 격으로 다시 재입산 하신 것이다.

밝돌법을 보다 잘 설명하기 위해
사회인들처럼 미리 계획하고 연구하여 발표하는
그런 상식적인 모습이 아니라,
당신 자체가 밝돌법이셨기 때문에
언제 어디서든 그냥 배운 대로 말씀하셨다.

사람들이 어떻게 생각할지, 혹은 내 말이
잘 전달되었는지 고민도 안 하신다.
그냥 배우신 대로 실행할 뿐이셨다.
그것이 다이다.
아무 먹은 마음 없이 그냥 천진하셨다.

사조님이신 무운도인께서는 엄중하기보다는
할아버지처럼 자상하고 재미있으셨다고 한다.
그래서 사조님 오실 때가 좋으셨다고도 하셨다.

청산 사부님 역시 장난기가 넘치셨고,
매시간을 지루하거나 따분하게 보내지 않으셨다.
항상 재미난 이야기를 해 주셨고,
무슨 일이든 만들어 늘상 하셨다.

고고하게 품위를 지키는 사회인들과는
다른 세계에서 사신다. 한마디로 어린아이처럼
천진한 모습 그 자체이셨다.

그래도 사회의 다양한 사람들과 만날 때에는
남녀노소 관계없이, 군인이면 군인에게 맞게,
농사꾼이면 농사꾼에 맞게, 교수면 교수에 맞게
정치인이면 정치인 대하듯
각각에 맞게 행동하여야 한다고 말씀하시면서,
실제로 그렇게 행동도 하셨다.

모나지 않게 그런 과정을 통해
사회 구조에 대해 하나하나
체득해 나가셨다고 본다.

길거리 걸인 생활이나 시장통 밑바닥 생활부터
한 나라의 대통령과 만나 대화하는 상황까지
정말 많은 사회 경험을 하면서 밝돌법을
보급하셨던 것이다.

청운 도인께서 사회에 나가서 더 큰 공부를
하라는 의미가 어찌 보면 여기에 있을 수
있다고도 본다.

수련하기도 어렵고 척박한 사회 속에서
밝돌의 법수를 뿌리내려야 하는데
그 과정에서 온갖 고난과 고초를 겪었으니
그 심정은 옆에서도 충분히 느낄 수 있을 만큼
정말 간절하고 소중하게 한 발한 발
진척시키셨던 모습이 아직도 생생하다.

사부님의 일거수일투족을 보면
그냥 보통 사람 같았지만,
누구에게도 볼 수 없던 특이함도 있으셨던 것을
당시 누구나 느낄 수 있었다.

눈에는 광채가 났고, 피부는 유리알처럼 빛이나
물방울이 탱그르 구를 것 같은 느낌이었고,
걸음걸이는 용수철이 통통 튀기듯 항상 경쾌한
모습이었음을 많은 사람이 생생하게 기억한다.

하지만 사부님 앞에서 무슨 얘기를 하려 하면
그 큰 기운에 막상 아무 얘기도 할 수 없었고,
보통 사람과 다르다고 했지만 그렇다고 무슨
특별한 것을 가진 특별난 사람처럼 언행 하시는
것은 추호도 없으셨다.

현대 문명을 신기해하는 원시인처럼
무엇이건 그저 궁금하고 신기해하셨고,
신기하면 직접 재미나게 해보시고는
빙그레 웃으시며 관두신다.
주변 의식하지 않고 바로 행동하는 그런 식이다.
남들이 사부이자 스승으로 생각하는 위치임에도
아랑곳없이 궁금한 것은 묻고 체험해 보신다.

내가 보고 체험한 청산 사부님은 그러셨다.

도인이나 스승인 체하는,
그렇게 체하는 것이 0.1 %도 없는 그런 분이셨다.

그러는 가운데서도 사회 구조와 시스템에 대해
미시, 거시적으로 통찰하고 계셨고,
어디에 어떤 틈이 있으니
곧 어떤 문제가 생길 수 있겠구나 하며
예측을 하기도 하셨다.

밝돌법의 보급에 전념하며
사회 구석구석의 전반에 대해 살핌을 가지고
살아가셨다.

TV나 영화 속에 나오는 그런 도인의 모습이
아니셨다.
나 역시 그런 상상 속에서 접근하고 만들어진
도의 세계관이 청산 사부님에 의해
철저하게 깨졌었고, 제대로 된 세계관이
다시 세워지기까지는 나름대로 진한 고행의
연속이 있었다.

진정한 도인은 도인인 체하지 않는다.
물론 내가 도인이라고도 하지 않는다.
그냥 자연과 더불어 사는 자연 그 자체인 것이다.

사회의 속성을 잘 파악하시고,
어느 특정 후계자나 몇 명의 제자에게만
특별 지도를 하고 그러지 않으셨다.
모두를 똑같이 대하셨고,
가르침은 공평하게 책으로 펴내셨다.
강의하실 때의 말씀도 책에 밝힌 내용을 범주로
하셨다.

만약 누군가가 청산 사부님으로부터
무언가를 따로 특별히 배웠거나 익혔다고
한다면, 분명히 청산 사부가 아니란 얘기와도
같은 것이다.

사부님은 모두가 볼 수 있고 할 수 있도록
도법을 펼치셨고, 그저 스스로 익히고
체득하기를 기다리신다. 스스로 올라오는
실력자를 기다리는 것이다.

능력이 생기면 사부와 연결되게 되어 있는 것이
수련의 세계이자 밝돌의 수련법이다.

스승의 입장에서는 급할 것도 답답할 것도 없다.
세상만사 다 때가 있는 법이지 않은가.
순리적으로 하나하나 때에 맞춰 풀어나가신다.

사부님은 지도하실 때도 허례허식이 없으셨다.
단순하고 간결하게 요결을, 핵심적이고
직설적으로 지도하신다.

밝돌법 국선도는 내공법이나 외공기화법 모두
간결하고 깔끔한 것이 특징이다.
요란하고 우아하고 보기에 멋있게 만들어질 수
없는 것은 그 뼈대인 법수가 그러하기 때문이다.

자연은 허례허식이 없고 요란하지 않다.
봄이 되면 봄에 맞게, 여름이 되면 여름에 맞게,
가을, 겨울 각각에 맞게 미련 없이 내려놓고
변할 뿐이다.

수련의 과정 또한 마찬가지다.
멋있게 보이기 위해 만들어진 것이 아니다.

보여지기 위한 수련법이 아니라
내가 자연을 닮아가기 위한 수련법이다.
자연과 대화하고, 자연에 순응해 나가는 법이다.
사람의 눈높이와 화려함에 맞추어 갈 수 있는
법이 아니다.

사부님께서는 가만히 한마디 말씀만 하신다.
"나보다 너희가 왜 바쁘냐…"

사람들 스스로가 급하다.
후천 세상이 온다며 준비해야 한다고,
수련이 후천 세계의 열쇠라며 어서 보급해야
한다고, 사회가 어려워지면 수련이 높아야
살아남는다고… 지레 겁을 먹고,
이렇게 혹세무민하는 이야기에
급급하게 마음 졸이면서 수련한다.

하지만 사부님은 이런 부류의 말로
단 한 번도 급급하게 다그친 적이 없으셨다.

착각해선 안 된다.
도의 세계는 생각보다 훨씬 세밀하고 냉정하다.
이미 말을 한 이상 잘못 가도 붙잡지 아니한다.
스스로 돌아와 바른길을 가야 한다.
내가 겪은 청산 사부님은 적어도 이렇다.

미래 사회가 이렇게 변할 것이니 이렇게
대비해야 한다든지, 환란이 오니 수련해야
한다든지, 수련이 최고니 수련만 하라든지 하는
말씀도, 뉘앙스조차도 없으셨다.

요새 간혹 이런 얘기들이 흉흉하게 나오는 것은
상상하고 의역하여 만들어진 이야기들일 뿐이다.
청산선사와의 인연을 내세워 자신을 포장하는
기술적 테크닉에 불과하다.
진법은 가식에서 나올 수 없다.
허상은 허깨비만 붙들고 산다.

사부님은 스스로가 신비스럽게 언행 하신 적도
없으시고 신비감을 주지도 않으셨다.
모두가 후대에 만들어진 이야기일 뿐이다.

청산 사부님께서는 모든 언행에 있어서도
"이러할 수 있다, 저러할 수 있다" 하는 것 없이,
"이것이다, 아니다, 다른 것이다" 하고 분명하게
말씀하신다. 애매모호하게 처신하지 않으신다.

만사를 당당하게 받아내셨고,
보통 사람의 눈높이에 맞춰
일반 상식에서 벗어나지 않으셨다.
도인인 양한 허식은 찾아볼 수가 없다.

청산 사부님은 산중에서 밝돌법 수련을 최후로
전수받으셨고, 그것을 사회에 보급하고
전수하라는 스승의 명을 받아 하산하여
밝돌법을 지도 보급하며 당신의 정명대로
생활하시다가 다시 산으로 돌아가신 것이다.
그것이 다이다.

밝돌법이 우리 민족 고래부터 내려오는
도법이자 정신이고, 오늘날 세상에 필요한
물건이라서 내놓은 것이고,
필요하니 활용하면 되는 것이
현대를 사는 우리들의 몫이다.

실익이 있으면 하고 없으면 안 하면 그만이다.
사부님 또한 그런 시각에서 준비하고 보급한
것이다. 그 이상도 그 이하도 아니다.

불필요한 상상으로 색을 칠하거나
요상한 형태를 만드는 것은 모두 허상이다.

이 책의 내용이 밝돌 수련의 바른 안내서이자
좌표가 되어, 허상을 깨고 올바르게
체지체능하는 참다운 수행자로서 바른 삶의
길을 가는 데 도움이 될 수 있기를 바랄 뿐이다.

밝들법이란

어느 시대의 사람이건 생로병사의 굴레 속에서
하도 힘들고 괴로운 삶을 살아가다 보니
삶에 대한 의문과 자괴감에 빠져
어떻게든 삶에 대한 궁금증을 풀어내고
괴로움을 극복하여 행복하고 즐겁게 살고 싶은
욕구가 생기게 되어 있다.
사람들은 이 욕구를 돈으로, 향락으로,
사리사욕으로 풀어내기도 한다.

오늘날의 사회처럼 복잡하지 않았을 것 같은
수천 년 전의 사회도 괴로운 건
마찬가지였나 보다.
마음이 심란하다 못해 힘들고 괴로워
도대체 인간은 왜 태어나며, 왜 사는지,
죽음이 무엇인지, 어떻게 사는 게 바른 것인지,
수 없는 물음에 답을 찾아다녔고,
그렇게 헤매며 찾아간 곳이 높고 깊은 산이었다.

태양·밝음(밝)의 위대함을 느끼고
하늘의 위대한 힘에 의지하고 싶은
원시적이고 원천적인 마음에
하늘과 가능한 한 가깝게 높은 산에 올라
밝에게 무수히 절을 하며 기원했으리라 본다.

밝음과 어두움은 왜 생기며,
사람과 사람은 어떻게 함께 살아가야 하는지,
바른 삶의 길이 무엇인지 의문을 풀어 달라고
기원했을 것이다.

그렇게 온종일 기원하고 기도하며
무수히 절하기를 수많은 날을 반복하다 보니
어떤 자세에서 기도가 잘 되고
어떤 자세와 어떤 자세는 연결하니 편해지고
어떤 자세와 어떤 자세는 연결하니 기혈이 막혀
몸이 힘들어지고, 마음을 어떻게 써서 기원하면
숨소리가 고요해지고,
숨을 고요하게 쉬면서 기도하니 몸과 마음이
어떻게 편해지는지를 알게 된 모양이다.

그렇게 삶의 궁극적인 질문에 답을 찾고자
산에 들어가 수없이 많은 경험을 하다 보니
이들은 무엇인가 특별하고 비범하여
보통 사람과 다르다고 하여 선인仙人이라는
이름으로 부르게 된다.

이 선인仙人들이 익히고 발전시킨 체험을
후대에 전달하고 전수하고 공유하다 보니
그 경험들이 배가하고 축적되어
더욱더 비범한 인간으로 거듭나니
최상의 경지에 이른 하늘과 같은 사람들이라
하여 이들을 선인天人이라고 부르게 된다.

그렇게 해서 선인天人들이란
인류 최고의, 최상의 인간을 완성시키는 공부를
했던 사람들이고, 오늘날 그 체험의 결과물을
우리에게 전수해 주신 분들이다.

하늘 기운을 받기 위해 학습한 이 공부법을
하늘을 상징한 태양의 힘을 받는 방법이라 하여
밝 받는 법이라고 했고, 점차 체계가 갖추어지며
우주 대자연의 돌고 도는 시스템을 돌이라 칭해
밝돌의 이치를 닦는 법이라 하며
밝돌법이라 부르게 된다.

국선도법이라는 말은 훗날 한문이 생기면서
생기게 되었다.

자연은 본래 분리되지 않고 하나이기 때문에
우주를 하나의 나라로 보아 **國**자를 써서
국선도라 호칭하고 국선의 도법이라 하여
국선도법이라는 말이 생기게 된 것이다.

우주를 하나로 보고(**國**)
사람(**人**)과 하늘(**天**)이 하나 되는 길(**道**)이
국선(**國仚**)이요,
그 닦아 나가는 과정을 법(**法**)이라 하여
국선도법(**國仚道法**)이라 하게 된 것이다.

구전도화에 따르면 밝돌 국선도법은
약 9,800년 전 하늘함 도인(天氣道人)에 의해
시작되어 수천 년간 전수되어오다
조선시대 즈음의 무운도인부터 시작해
제자 청운도인, 그리고 제자 청산선사로
이어진 흐름에 의해 지금의 인류 사회에
다시 알려지고 전파되기 시작하였다.

그때나 지금이나
난제가 산을 만들고 있는 이런 암울한 시대에
진가와 옥석을 쉽게 가릴 수는 없겠지만
체험해본 눈 뜬 사람들과 눈 밝은 사람들에 의해
온전체가 조금씩 드러나고 있다.

밝돌법 숨쉬기의 기초

밝돌법의 호흡법을 익히기 위해서는
기본이 탄탄하게 잡혀야 한다.

예부터 호흡을 중심으로 하는 수련법이
동방의 여러 곳에서 무수히 생기고 성장해왔다.

인간의 수명을 늘려주고 건강한 생명력을 갖게
하는 방법이라 하여 보통 양생법 차원에서
발전하고 전파되어 왔다.
이를 보통 선도라고 불렀다.
선도는 도가의 도인법과도 유사하고
불가의 수행법과도 유사한 것 같지만
내면을 깊이 들여다보면 중요 맥락에 있어
다른 점이 있다.

바로 형이상학적인 측면이다.
이에 사람들에게 있어 정신 활동의 중점 내용인
내면세계나 내세관을 살펴볼 필요가 있다.

내세관은 인간의 삶에 있어
신념의 종점과 같은 것이기 때문에
과거 많은 고대 종교가 시작, 성장하는 형태나
국가 체제가 성립하는 모습들을 보면
이 내세관에 의해 유일 종교를 따르기도 하고
다종교로 포용하기도 하면서 사회가 성장해 온
것을 볼 수 있다.

하지만 사람이 태어나기 전에 무엇이었고,
죽으면 어디로 가고 어떻게 다시 태어나는가 등
삶의 궁극적 흐름에 관한 전체 그림이나
기준점들이, 진리라고 알려진 초점들이 아직도
인류 모두가 인정할 수 있거나 공유되지 못하고,
하나로 동의하지 못하고 각자 믿는 대로,
믿고 싶은 대로 살아가고 있다.

그런데 선도는 내가 태어나기 전에
무엇이었든지 간에, 내가 죽어 천당, 지옥에 가든
안 가든, 현재의 육체와 정신을 가진 "나"라는
이 생명체를 가지고 현실을 직시하는 것이다.

현실은 건강한 몸과 강인한 정신이 있어야
삶이 윤택하고 바르게 살 수 있다는 것이다.

병들고 아픈 몸으로는 희망을 품는 것도,
바른 삶을 사는 것도 어렵다.
지금 내 육체와 정신을 바로 닦아 수련하고
수양하며 건강을 잘 유지할 수 있도록
발전해 온 것이 선도 수련법의 체계이다.

이 방법이 동방의 여러 나라 곳곳에
예로부터 전파되고 그 맥을 이어가며
전수되어 왔던 것이다.

그래서 어떤 내세관을 갖고 있든지, 어떤 종교를
믿든지, 철학과 사상이 무엇이든지 간에
현실에 존재하는, 지금의 나라는 육체와 정신을
건전하고 강인하게 닦아 나가면 되는 것이기에
종교와 인종을 초월하여 수련할 수 있고
현대 과학 문명의 생활 속에서 필요로 하는
수행법이 될 수 있는 것이다.

세계적으로 다양한 종류의 명상법과 호흡법들이
유행하고 확산하고 있는 흐름도 같은 맥락으로
보아야 한다.

이러한 명상 호흡법들은 모두 선도의 맥락에서
파생된 요체들이 변화한 것이라 할 수 있다.

그렇다면 선도와 국선도는 무엇이 같고
무엇이 다른가.

한마디로 단정 지을 수도 없고 해서도 안 된다.
왜냐하면 겉도 유사하고, 속도 유사하며,
역사 속에서 이름만 변화하며 흘러왔기 때문에
같은 것이라고도 볼 수 있고
다른 것이라고도 볼 수 있기 때문이다.

하지만 분명한 것은,
오랜 역사 속 선도의 시원을 찾아 올라가다 보면,
동방의 지역 중 우리 동이 민족인 배달민족이
그 시원이라는 것을 우리는 인정할 수 있다.

나라마다 각기 자기가 시원이라고 주장할 수
있지만 이는 주관적 견해라고 본다.

밝을 숭상하여 밝은 태양을 향해 동진했던
우리 민족의 속성으로 볼 때,
인생과 삶의 본질, 우주의 진리와 자연의 법리를
깨우치고 얻어 갖고자 하늘을 대신하는 태양과
가능한 가까이, 깊고 높은 산에 올라가 수양하게
되었고, 산사람(山人)이라 불리던 이들이
보통 사람들과 달리 인품이 고상하고 존경의
대상이 되었기에 선인仙人과 선비라 불렸다는
것은 여러 고서에 등장했던 것이다.

선인들이 수련했던, 고래로부터 내려오던
이 수련법을 순수 우리말로,
태양은 "밝"이라 하고, 우주 대자연의 돌고 도는
이치는 "돌"이라 하여, 밝을 받는 방법이라 하여
"밝돌법"이라 부르게 되었던 것이다.

만사가 수백만으로 퍼져 있다고 하여도
그 시원을 관찰하면 하나로 귀결될 수 있듯이

오늘날의 호흡법, 명상법, 정신통일법 등이
수만 가지가 나와 있어도
밝돌법의 수련법을 깊이 있게 수련해 보면
그 만 가지가 다 포함되어 있고,
어느 부분은 따로 분리되어 이렇게 다른 걸로
발전했구나를 체험 속에서 확연히 알 수가 있다.

한마디로, 양생법인 선도 수련법이 보이게
보이지 않게 곳곳에 흩어져 있긴 하지만,
우리나라에 전해져 내려온 밝돌법 수련은
온전하게 잘 보존되어 전수되어 온 것이고
그 명칭을 밝돌법 내지 우리나라의 선도법이다
해서 국선도법이라 칭하게 된 것이다.

밝돌법 국선도의 수련법은
숨 쉬는 법에서 출발하여
숨 쉬는 법으로 마친다고 보아도 과언이 아니다.

호흡은 마음과 연결된다.
마음이 급하고 불안하고 조급하면
숨도 같이 그리된다.

반대로 숨을 안정적으로 조절하여 가라앉히고
깊고 차분하게 쉬면, 마음도 같이 그리된다.

누구나 그런 현상을 경험했을 것이다.
이렇게 실체가 있는 원리를 가지고 시작하는
것이 호흡법의 시작이다.

밝돌법 국선도는 오랜 역사의 전통성과
정통성을 갖추고 있기 때문에 온전하고
종합적인 생명의 실상을 그대로,
전체를 온전하게 받아들이며
숨 쉬는 법을 익혀 나가게 되어 있다.

느리고 지루한 듯 보이나, 실상은
좌고우면左顧右眄하지 않고 직진하여 정수로
바로 들어가는 공부의 방법이기도 하다.

숨쉬기의 들숨날숨을 한마디로 표현하면
수만 가지로 설명할 수 있겠지만,
요체만 가지고 간단명료하게 시도해보자.

첫째,
숨쉬기란 궁극에는 내 마음과 나의 정신을 찾고
내 것으로 만드는 과정이다.
내 것은 내가 마음대로 할 수 있어야
내 것이라 할 수 있다.

나의 본래 마음, 나의 근본정신의 실체를
찾아내고 내가 자유롭게 할 수 있도록 하는 것의
첫 출발을 숨쉬기로 하는 것이다.

마치 야생마를 길들일 때 말의 목에 거는 밧줄,
황소의 고삐를 매어 다스리는 밧줄이
곧 숨쉬기에 해당한다.

둘째,
야생마를 밧줄로 매면 야생마와 한판 씨름을
해야 한다. 힘겨루기해야 한다는 소리다.
사람은 현재 나의 심리 상태, 환경 상태에 따라
숨이 달라진다. 그 숨이 느리든 빠르든 거칠든
안정되었든 하게 되어있다.

그 어떤 숨의 모습이라도 내가 원하는 대로
길들여 나가야 야생마를 탈 수 있듯이
숨을 조절하는 방법을 익혀 나가야 한다.

숨 쉬는 방법을 익혀 나가는 방법으로
수백, 수천 가지가 생겼다.
왜냐하면 각자 자신이 편한 방법으로 창작하여
익히다 보니 이것이다 저것이다 하게 된 것이다.

하지만 이런저런 방법을 다 해봐도
정통적으로 전수되어온 온전한 정수를 익히면
무엇인가 달라도 다르다는 것을
결과적으로 알게 되고, 더 깊은 단계로 갈수록
정통적 호흡법이 왜 기본이 되어야 하는지를
자인자득 하게 된다.

야생마에 줄을 맸으면,
이제 줄을 잡고 길들이기 시작해야 한다.
그 모습은 호흡으로 길을 들이는 것이지만
한가지 수단이 첨가되어 작동한다.

왜 그런가 하면, 우리는 몸을 가지고 있기에 몸의
생리적 현상을 무시하면 안 된다.

몸으로 숨이 잘 들어오고 많은 양의 산소가
들어와야 몸은 점차 안정되고 숨이 고요해져
마음도 안정을 찾게 된다.

이런 상태가 몸을 가진 인간의 공통점이다.
공기가 잘 들어오게 하는 방법은-

1. 마음을 편안히 내려놓아야 한다.
자신의 갖가지 욕심을 내려놓는 자세가
긴장을 풀어줘서 공기가 잘 들어오게 된다.

2. 마음의 갖춤이 준비되면, 아랫배 윗배 중에
아랫배에 정신 의식을 집중하여 아랫배가
중심이 되어 배가 나오고 들어가게 배 운동을
시도해 본다.
이때, 배가 나오면 숨이 들어오고, 배가 들어가면
숨이 나가고 하는 리듬에 맞추어 해본다.

다시 말해 마시면 아랫배 나오고,
토하면 아랫배 들어가게 한다는 것이다.

이것이 야생마와 미음으로 교감하기 시작하는
모습이다.

3. 더욱 적극적으로 야생마와 교감해야 한다.
마시면 배 나오고 토하면 배 들어가고 하는 것이
처음에는 불편하다. 하지만 반복하다 보면
어느새 편안하게 길들여진 야생마를 보게 된다.
반복하며 습관이 되도록 노력해야 한다.

밝돌법 숨쉬기의 기초단계를 1수修부터
시작하지만 1수修를 익히기 위한 기본으로
1상像부터 9상像까지 기초 기반을 닦는
숨쉬기가 있다.

본격적으로 숨쉬기를 닦아 나갈 때부터
1수修를 준다. 닦을 수修이다.
숨쉬기를 닦아 나갈 수 있다는 것이다.

숨쉬기를 닦아 수련하기 위해서는
그전에 그 상像을 파악하여야 한다.
숨쉬기가 도대체 어떤 물건인지 알아야 한다는
것이다.

그 알아가는 과정을 1상像부터 9상像이라고 하여
단계별로 기본을 익혀 나가는 것이다.
한마디로, 무엇을 이해하고 하는 것이 아니라
무엇을 알고 통찰해 나가는 느낌이라고 보아야
한다.

우리가 무엇을 이해할 때 말하고 전달할 때
그 이미지를 전달하며 내용을 전달하게 된다.
수련 세계에서도 마찬가지다.

유가儒家의 상승 법문인 "수신제가 치국평천하
修身齊家 治國平天下"라는 법문 또한 수신修身 이전에
격물치지格物致知 한 후에 수신修身이 된다고
하였던 것이다.
사물의 이치를 알고 천지인사天地人事의 도리를
알고 난 후에 수신이 된다는 얘기이다.

정각도 단계의 숨쉬기 법인 중기단법을 닦기
위해서는 기초공부인 호흡의 像을 이해하고
있어야 한다.

그 습득 방법을 간단히 얘기해 보면
우리의 정신이 손발처럼 눈에 보인다 생각하고
그 정신을 배꼽 및 아랫배에 집중한다. 그 모습을
"의념을 하단전에 모아낸다."라고 하는 것이다.

그러면 실제로 보이지 않는 기운이
아랫배로 모여든다.
아직 못 느낄 뿐이지, 의식이 가는 곳으로
분명하게 기운이 가는 것이 순리이다.

의식이 분산되면 기운도 따라 분산된다.
이런 것을 하나하나 느껴보는 것이
기운에 대해 의념 정신에 대해
그 이미지를 알아가는 과정인 것이다.

수련은 반복하는 과정을 통해 습관이 생겨
내 것으로 만들어 내고 내 것이 되면서
본성으로 자리 잡게 되는 그 과정이
수련의 단계나 다름없다.
따라서, 반복하여야 한다.

생각을 하단전에 집중하고 있어 본다.
자꾸 반복하다가 다시 배가 나오고 들어감에
따라 의념을 집중하여 배와 같이 움직여본다.
그 움직임의 느낌을 이해하여 내 것으로
만들어내야 한다.

다시 마시면 배 나오고 토하면 배 들어가는
과정 과정 매 순간에 의식을 놓지 않고
배와 같이 집중하여 움직여본다.

이 모습이 일반적으로 가슴호흡하던 것을
단전호흡으로 전환하는 과정이자
가장 올바른 정통적 호흡 방법이다.

이것을 밝돌법에서는 1상像부터 9상像이라 하여
사람에 맞게 적절하게 지도하고 있다.

한마디로 호흡의 상像- 이미지, 모양의 실체를
알고 난 후에 호흡 수련하는 1수修의 중기단법을
닦아 나가기 시작하는 것이다.

어떤 면에서는 누구나 하고 있고, 알고 있는
쉬운 것이지만, 사람은 가장 기본이 부족해서
상승 대법을 익히지 못하거나 이해하지 못해
좌절하기 쉬운 것이다.

대부분 기초 기반이 부족하여 생기는 현상이다.
그것을 알고 나면 기초 기반이 얼마나 중요한지
알게 된다.

수신이 곧 평천하 된다는 얘기인데,
그 근본은 격물치지 해야 한다고 했듯이
숨쉬기의 상에 관해 공부한다는 것을
너무 쉽다, 혹은 시간 낭비다 하는 생각 말고,

그 과정을 착실히 밟아 나가면서
기본에 충실해 보기를 바란다.

자세한 실천 방법은 책 "청산 속에서 청산을
보니 비로소 비경이로다."에 37단계의 구체적
실천 방법으로 정리해 놓았으며,
전수자로부터 바르게 지도받으면서 수련해
나가면 참맛의 기반을 다지게 될 수 있을 것이다.

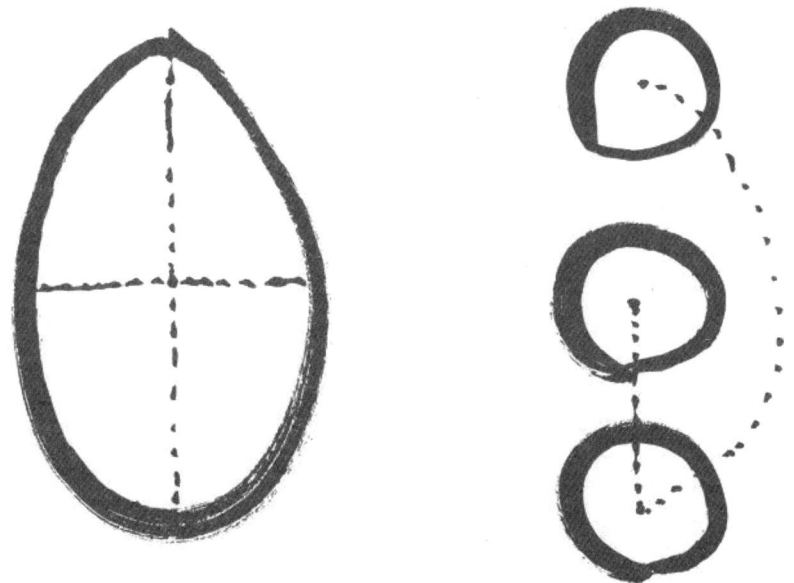

3단전 넋얼령의 작용과
2단 숨쉬기의 의미

밝돌법 숨쉬기에는 밝돌법만의 독특한
숨 쉬는 법과 영혼이합법, 피부호흡법,
천지인 이합법 등의 과정을
순차적으로 수련하며 습득해가는 과정이 있다.

모두 자연의 법리에 따라
인간의 육체적인 발달과 영성적 성장에 영향을
끼치는 것이지만, 이중 가장 기반이 되는 것은
3단전 2단 호흡법이다.

3단전 2단 호흡법의 특징과 방법을 살펴보자.

하나의 기운인 일기一氣가
세 개의 기운으로 분화하여
넋얼령의 모습으로 변화하듯이

우주 질서에 동참하기 위해서는
다시 넋얼령을 하나의 기운으로 통일하는
운동이 되어야 한다.

기운의 근본 자리인,
넋이라는 정精의 기운이 자리한 하단전에
상단전에 자리한 령의 기운인 기氣와
중단전에 자리한 얼의 기운인 신神을
모두 집중하며 통일운동을 하여야
우주정신에 동참하게 되는 것이다.

집중한다는 것은, 우리의 의식을
집중하는 그 자리에 하나로 모아서
생각을 지속해서 한다는 것을 의미한다.

우리 몸의 능력은 의식의 집중만으로도
텅 빈 공간의 우주 질서에 변화를 주게 된다.

우리의 몸 또한 우주적 산물이므로
근본적인 에너지의 원래 흐름대로

하단전에 의식을 집중함으로써
주변의 모든 에너지(다양한 소립자)가
하단전을 중심으로 모여들게 된다.

이것을 지속 반복하며
습관이 본성으로까지 변화하면
하단전 중심으로 힘이 모여 그곳에
기운이 차고 넘치는 체험을 하게 된다.

이렇듯 하단전으로
상단전의 기氣와 중단전 신神의 기운을
집중하는 수련을 반복하다 보면
자연히 하나의 우주적 차원의 흐름에
동참하는 맛을 알게 된다.

우리가 속해 있는 우주 공간은
텅 비어 있는 듯하지만
그 속에는 알 수 없는 무엇인가로 꽉 차 있다.
꽉 차 있기 때문에 반응을 하는 것이다.

반응하여 일어나는 현상에 대해
현대 과학에서는 입자들이 파동을 일으켜
우주 전체로 퍼져 나가는 파장을 이룬다고 한다.

파장을 이루는 우주의 본체를
우주질 또는 우주의 리듬이라 해보자.

우리가 감지 못해서 없는 것 같지만
분명히 존재하는 이 리듬은
나의 신체적 상태와 의식 상태와 따라
내가 일으키는 그 파장도 달라지기에
우주도 상대적으로 나를 내 파장에 맞추어
상대하게 된다 .

처해있는 환경과 생명체의 상태에 따라
연결되는 파장이 달라진다는 의미다.

실제로는 내가 만들어내는 파장을
스스로 감지하는 것일 뿐이다.

하지만 만물이 우주에 속해 있는 이상
계속해서 깊이 들어가다 보면
우주 파장의 속으로 들어가 동화되어
모두가 우주 리듬과 동질화된다.

넋얼령 3단전 통일 호흡을 하면서
2단으로 호흡한다는 것은 곧,
우주의 리듬에 맞추어 하나가 될 수 있도록
2단으로 숨을 쉰다는 것이다.

보이지는 않지만 우주가 꽉 차도록
이미 파동을 일으키고 있는 파장과
그 리듬을 같이 한다는 것을 의미한다.

그 리듬에 맞추기 위해서 내 몸 구석구석까지
건강하게 하여 사람마다 우러나오는
독특한 에너지의 리듬을 발산하고,
그것이 모여 다시 전체가 되어 나오는
우주의 파장과 다시 혼연일체가 되어
리듬을 타기 시작하면, 자연 질서의 통일 운동에
동참하게 되는 것이다.

그 리듬을 타기 위해 3단전 통일의 수련을 하고,
숨을 마시고 토할 때 몸에 맞추어 무리 없이 하는
것이 결국에는 조식調息호흡이 되는 것이다.

조식호흡이 깊어지면,
자연의 자연스러움처럼 호흡도 점차 자연스럽게,
머물다 마시고, 머물다 토하는 현상을
익히게 된다.

봄·여름·가을·겨울이 변할 때
한날한시에 급격하게 변하지 않고
바뀌는 듯 안 바뀌는 듯 조금씩 변화하여,
어느 순간 바라보면 변화되어 있듯이
숨쉬기에서는 그 중간적 역할에
반드시 필요한 모습이 "마시고 머물고,
토하고 머무는 것"이다.

그 머무름은 완전히 멈추는 것과는 다르다.
한 흐름 속에서 마시고 토하는
자연스러운 상태가 그대로 존재한다.

겨울에서 봄으로 변할 때도, 그 사이에
추웠다 더웠다 하는 기운이 반복해서 나타나듯이
머무는 것 자체에도 실제로는 마시고 토하는
상태가 미세하게 계속 존재한다.

숨을 쉴 때 최대한도로 100% 마시고
100% 토하는 것이 아니라
몸에 가장 안정적인 70~80% 정도만 마시고
토해야 안정적인 머무름의 숨쉬기가 된다.

이를 세세호흡, 세세호출이라고 표현하지만
세세하게 호흡하는 모습이 2단적 호흡의 상이라
그리 표현했던 것이다.

그 머무름은 차단하는 멈춤이 아니라
머무르되 기운을 모아내는 모습이고
그 머무름 속에서 몸으로는 나가고 들어오는
호흡의 상태를 세세하게 지속 유지하는 것이다.

결국 의식적으로 잠시 머무는듯 하는 것이다.

머무름이 길어진다는 것은
의식으로도 못 느낄 만큼 가늘고 미세한 호흡을
길게 하고 있다는 것이다.

이 모습을 글이나 말로 표현하자니
흡과 머무름, 호와 머무름이 2단적 모습이라 하여
2단 호흡이라고 하는 것이다.

천지음양이 합성하고 변화하는 자연 원리에 맞춰
숨쉬기 또한 우주 리듬에 맞추는 하나의 공작인
것이다.

이것이 밝돌법의 3단전 2단 호흡법이라 하는
독특한 특징인 것이다.

이제 밝돌법 상중하 단전의 3단전 통일적 작용과
그 결과적 모습을 살펴보자.

음양의 기운인 홀·올 기운이 모이면 야무지고
단단해진다. 그래서 "단丹"이라 한다.

우주 공간의 세상만사가 음양기운이 합실하여
돌고 도는 자연의 이치가 발생하는데
이 모습을 '돌아가고 돌아온다'하여
"돌"이라 했다.

그래서 천지음양의 기운이
아랫배에 모이는 것을 체득하고
이 자리를 생명의 뿌리이자 심신의 근본 자리인
"돌단자리"라 하였던 것이다.

이후에 한문이 널리 쓰이므로
돌단자리를 "단전丹田자리"라 하게 된 것이고
돌단 숨쉬기를 "단전호흡"이라 부르게 된 것이다.

정기신과 넋얼령의 관계도 마찬가지로,
그 기능과 활동상을 분석해 넋얼령의 다양하고
종합적인 모습을 단순화하여
"정기신精氣神"이라는 한자로 표현하게 된 것이다.

그 모습을 살펴보면 대략 이렇다.

넋얼령은 제자리를 잡아
충익하게 가라앉아 있어야 한다.

하지만 사람이 태어나서 성장함에 따라
대기압의 중력도 이겨내야 하고
복잡한 사회에 적응도 해야 하고
가정과 지역마다 내려오는 관습을 익혀가면서
생활에 주로 필요한 기능만 발달시켜
인간 근본적인 넋얼령의 본성적 능력과
자연적인 모습이 점차 퇴화하게 되었다.

인간 사회를 살아가는 데에 꼭 필요한 요소들만
발달시켜 오게 된 것이다.

그런데 개개인의 변화는 다시 집단적 사회성으로
나타난다. 인간은 만물의 영장이기에
여타 동물들과는 달리 하나의 사회적 대 흐름이
만들어지는 것이다.

그렇게 사회적 발달에 유리한 사고와 조건만이
특별히 발달하게 되었지만 거꾸로 인간 생명력의
본능은 약화하고 퇴화하였다.

생명력이 발달하면서 사회가 함께 성장한 것이
아니라, 생명력 본성은 퇴화하고 사회생활에
필요한 일부만 강조되어 발달해 왔다는 것이다.

이는 인류가 거쳐야 하는
발전의 한 과정이라고 볼 수도 있다.
어쨌든 그 과정에서 의학, 과학, 보건 등의
분야가 획기적으로 발전했기 때문이다.

하지만 오늘날 우리 지구촌은 팽창이 극대화되어,
더 이상 우주에서 인류만이 유일하게 생존할 수
있는 상황이 아니다.

생명의 근원인 우주 자연계와 혼연일체가 되어야
미래가 있다.
아니, 그래야 생존할 수 있다.

그렇게 우리 생명 본연의 모습을
되찾아야 함이 절실히 요구되고 있다.

그런데 우리 몸 전체를 보면
전신에 각각의 기능과 역할이 있지만
단순하게 큰 틀로 요약하여
수도적 입장에서 밝혀보면
정기신精氣神 통일 운동을 매일 반복하면
퇴화했던 기능들이 다시 살아나는 것을
체감할 수 있다.

넋의 기능적 결과, 령의 기능적 결과,
그리고 얼의 기능적 결과물을
정기신 순환 훈련을 통해 본래 모습을 찾아내면
그 기능과 역할이 다시 활성화된다.

이를 과학적으로 분석하기는 어렵지만
그 결과적 모습은 스스로 체감할 수 있다.

넋이 가라앉아 제자리를 찾으면,
심신의 음양 활동이 유기적으로 활성화되어
자연 복원의 힘이 강화되어
몸의 부조화를 치유하기 시작한다.
대게 육체적 문제, 장부의 문제가 순리대로
회복되어 건강해진다.

령이 안정화되면
종합데이터 센터인 뇌가 안정화되는 것이니
뇌와 전신에 연결된 신경들이 활성화되어
큰 충격과 잦은 사고에도
심리적, 신체적으로 흔들림이 없게 된다.
미세한 신경선과 모세혈관의 순환이 순조로워져
미세하게 잠재한 병마를 뿌리까지 제거해 나간다.

얼이 가라앉아 제자리를 잡으면
온몸의 신경계와 생명체 유지에 필요한
기운의 순환계가 활발히 움직여
막힌 곳 없이 기운이 충만하게 된다.

전신에 얼의 힘이 강화되어 전신 통제가
원활해진다. 점차 발달함에 따라
보이지 않는 정신계와 육체적 질병,
그리고 복덕을 다스릴 수 있게 된다.

이처럼 넋령얼의 퇴화한 것을
원래 타고난 기능대로 다시 회복하고 복원하는
수련을 통하면 그 기능이 되살아남을 체험하며
점차 자각하게 된다.

또한 자각하고 자인해서 체득하게 됨에 따라
상대방의 부족함도 보이고 느끼게 되어있다.

한마디로 내가 알고 있고 발달한 만큼
상대가 부족하고 발달이 안 된 것을 알게 되고
느끼게 되어있단 얘기이다.

자신이 기차이고
정명의 인생길이 기차 레일이라고 가정하면,

넋이 제자리를 잡으면
큰 틀의 기차가 기차 레일에서 이탈했는지
타고 있는지 탈 수 있는지 그 가능성까지
훤히 보이게 된다.

령이 제자리를 잡으면
기차 안에 몇 번째 칸이 부실한지
어느 칸 몇 번째 의자가 파손되었는지를
알아차릴 수 있게 된다.

얼이 제자리를 잡으면
레일이 문제인지 기차가 문제인지가 파악되며
칸칸이 어느 칸 구석에 먼지가 쌓여 있고
휴지가 버려져 있는지 기차의 청소 상태까지
알아차릴 수 있게 된다.

이처럼 나 자신의 수련이 발달함에 따라
나의 심신이 변화하여 우주정신의 본성에
가까워지기 시작하므로 타인의 부족함이 보이고
바른길로 이끌어주고 싶고 안내하고 싶어지는
것이다.

밝돌법의 수련 지도 시
호흡 상태를 복진하는 것도
배를 맥진함으로써 그 사람의 심신 상태를
자신이 체득한 만큼 체크하여
올바른 방향으로 안내를 하는 것이다.

삶을 살아가는 모든 것의 주체는
심신이 동반하여 주체적으로 움직여 살아가므로
정기신 넋얼령 각각의 작용과 반드시
연결되게 되어 있다.
그렇기에 과거를 어떻게 살아왔는지,
현재 어떻게 진행되고 있는지,
미래 흐름이 어느 방향인지도 감지하고
체크해낼 수 있는 것이다.

지도자가 평상시 수련을 지도할 때도
복진을 같이하게 된다.
이는 생명력이 충익하게 발달되어 가고 있는지,
잘못 가고 있는지, 흐름이 탈선하진 않았는지
기본적으로 체크를 하는 것이다.

아랫배 감각을 보면
호흡의 깊이와 안정감에 따라
조식 호흡이 되는지 안 되는지, 넋인 백이 자리를
잘 잡았는지 못 잡았는지를 느낄 수가 있다.

결국은 내 의지를 담은 숨쉼이
내 몸에서 작동하는 모든 기혈작용, 더 나아가
자율신경까지 잘 컨트롤하고 있는지 아닌지
그 정도를 체크하게 된다.

기본적으로는 모든 장부가 안정되었는지,
안정되어 가는지, 불안한지, 병이 있는지를
체크하게 되고 그 정도를 확인하게 된다.

사람에 따라 특별 체질이나 특이 생활로 인해서
좀 더 세밀하고 정확하게 확인이 필요할 때는
손목의 맥을 봄으로써
심장 박동이 느리고 빠른지를 체크하고
정기신 넉얼령의 작용을 크로스체크하기도 한다.

맥에 힘이 있는지, 충실한지, 강한지 약한지,
안정되고 불안한지 등을 복진 결과와 비교하며
확인한다.

의학적으로 질병의 유무와 경중을
진단함을 위한 것은 아니지만
복진을 통해 정기신의 작용이 원활한지를
체크해야 한다.

복진을 통해 하단전의 숨쉬기를 체크하면
윤곽이 분명히 나오기는 하지만,
더 정확하게 확인하고 체크하기 위해서는
손목의 맥을 보고 상중하단전의 역할이
순조로운지, 충만한지, 부족한지 등을
체크할 수도 있다.

이는 넋얼령 각각의 작용을 살펴봄으로써
몸속 전체 장부의 활동성, 기혈의 활동성,
신경의 활동성을 알아차릴 수 있는
방법이기도 하다.

복진은 결국 생명체의 활발함을 체크하여
성장 발달시키는 코치이자 감독의 역할에
해당하는 것이라 할 수 있다.

청산선사께서는 국선도 지도자를
수사, 사범보, 사범, 법사보, 법사로 구분하여
사회에서 활동하게 하셨다.

각각이 수련장에서 지도할 때의 역할이 다른데,
수사란, 배우고 익히며 지도자 수업을 받는 과정
이므로 하단전의 틀을 잡는 것에 집중하게 하고,

사범이 되면 하단전의 그릇에 정精이 충익한지,
숨쉼이 정상적으로 활동하여 기운이 채워질 수
있는 숨쉼인지를 분별할 수 있어야 한다.

법사보가 되면 하단전 정精자리에
넋이 제자리를 잡았는지, 잡혀가고 있는지,
아직도 불안한지 등을 체크할 수 있어야 하고,

법사가 되면
넋얼령 각각의 활동이 제대로 되고 있는지,
충만하게 채워지고 있는지,
제자리를 잡아가고 있는지를 잘 확인하여
이에 맞는 올바른 지도가 이루어져야 한다.

단순히 배운다고 되는 게 아니라
그만큼 수련이 깊은 경지에 들어가야만
제대로 익히고 시연할 수 있는 것이
밝돌의 복진법이다.

누구나 쉽게 따라 할 수 있지만
그 과정과 결과적인 진단 내용은
많이 다를 수밖에 없다.

보통 사회에서는 수련장에서 복진하면서
하단전의 틀이 잘 잡힐 수 있게 지도하고,
나아가 넋이 제자리에 잘 가라앉고 있는지
판단하며 지도를 보충한다.

따라서 지도자의 깊이에 따라
보는 눈과 감각이 다를 수밖에 없는 것이다.

일반적으로 기본에 충실하여 지도하는데,
하단전 정精(넋)의 기운이 가라앉으면
상단전, 중단전이 자연스럽고 원활해지기 때문에
하단전을 복진하여 수련의 깊이를 체크하고
경과를 보며 더욱 잘 발달할 수 있도록 한다.

정기신 넋얼령의 작용은 수련의 기본이자,
우리 생명체를 보이지 않게 컨트롤 하는
제일 중요한 기관이라고 볼 수 있기 때문에
수련할 때나 지도할 때
심리적, 생리적, 신체적 상태를 두루 체크해서
정기신의 작용이 바르게 가고 있는지를 확인해야
하는데 그 통로가 복진이라는 것이다.

단순히 단전호흡할 때의 배 모양이나
겉모습을 만들기 위해 복진하는 것이 아니라는
것을 알아야 한다.

겉이 만들어지면 속을 채우는 일이
남아있게 마련이다.
끊임없이, 지속적으로, 바르게 해야
속이 올바로 채워질 수 있다.

동방 의학에는 마음을 차분히 가라앉혀
맥을 통해 전신의 흐름을 관찰하는
맥진이라는 현묘한 원리가 있다.

손목에 손을 대고 진맥을 보면,
장부에서 울리는 파동이 대동맥에도 느껴지므로
그 파동의 깊고 얕음, 강약 대소 등에 따라
장부와 기혈의 상태를 파악할 수 있는 것이다.

그 정교함의 원리는 실전 속 많은 경험을 가지고
정심의 자세로 올바르게 체득하면 가능한 것이라
누구나 열정과 인내가 있으면 맥진이 가능하다.

하지만 밝돌법의 복진법은
마치 산천의 풍수지리를 보는 법리와 같다.

굴곡이 드러난 산맥은 복잡하게 얽혀 있어도
찬찬히 살펴보면 그 주맥과 부맥이 드러나
핵심 정혈이 어딘지를 알 수 있다.

하지만 평평하고 광활한 대지에는
드러난 것이 아무것도 없다.
여기서 정혈지를 찾기란 제일 어려운 것인데,
넓은 대지의 대혈은 숨어있기에
더더욱 찾기가 매우 어렵다고 전해진다.

이는 마치 평평한 인간의 배를 보며
그 속에 숨어있는 하단전 정혈 자리를 찾아내야
하는 것과 같다.

손목의 맥박처럼 누구나 감각적으로 느낄 수
있는 것이 아니기에, 아랫배를 복진하여
이를 분석해서 장부의 변화를 알아내기란
더욱 어렵다.

대혈은 대혈을 알아보는 법이 있듯이,

깊은 수련과 대효지심의 마음이 바탕이 되어
평상의 마음이 되면,
주변 모든 생명체의 숨쉼도 느껴진다.
그렇다고 아주 예민하게 감각이 곤두서서
날카롭거나 까다로워진다는 것은 아니다.

밝돌의 수행이란 현묘하고 오묘해서
마음의 한계를 만들지 않고 허물어버리면
어떤 것이 어떤 방향으로 성장하고 발달할지는
모르는 것이다.

수행을 통한 체득은
분석해서 얻어지는 것이 아니다.
오직 스스로 모든 욕심을 내려놓아
순수하고 자연적인 모습이 되면서부터
즉관의 힘이 발달할 수 있게 되어있다.

보이고 느끼는 감각이 허상이나 상상과는 다른,
실체를 직시하여 즉각 알아보는 즉관이
발달하게 되는 것이다.

마치 나의 고요함이 극치에 다다르면
아주 작은 소리와 움직임도 느낄 수 있는 것처럼
하복부에 손만 갖다 대어도
전신의 파동이 모여 있는 하단전 넋의 자리에
미세한 움직임을 포착할 수 있게 된다.

마치 라디오 주파수가 맞으면
먼 곳에서도 같은 소리가 나오듯이
그 파동을 마음으로 전달받게 되면
우주 생명체의 동질성 때문에
그 파동을 느끼는 순간
파동이 얘기하는 것의 의미를
마치 외국어가 갑자기 번역되어서 들리듯이
알아차리게 되는 것을 체득해 나가게 된다.

한마디로 수련의 깊이와
적적성성寂寂惺惺의 고요함 정도에 따라
그 소리를 깊이 있게 알아차릴 수 있다는 것이다.

물론 파동의 강약 완저, 넓고 좁고, 깊고 얕고
등은 상태별로 특별히 배우고 익혀야 하겠지만
숨쉬기 수행에서의 복진법은 스스로 분석하며
깊이 있게 체크할 수 있게 되는 것이다.

그래서 수련의 경륜과 깊이에 따라
복진 결과가 달라질 수밖에 없다.
열 길 물속은 알 수 있어도
한 길 사람 속은 알 수 없다고 하듯이,
사람의 심중을 꿰뚫는 것은 누구나 할 수 있는
것도 아니고, 결코 쉬운 것도 아니다.

밝돌법에서의 복진은
체득이 깊지 않으면 체크를 할 수가 없다.
체득한 만큼 알아차릴 수가 있는 것이다.

정기신 통일법이 습관으로,
나아가 본성으로 바뀌어야 가능한 현상이자
누구에게나 일어날 수 있는 현상이다.

원래 우주의 모습을 닮았던,
그러나 살면서 성장하면서 막히고 퇴보한
인간의 본래 기능과 능력을 되살리는 훈련이자
학습인 것이다.

인류의 많은 사람이 밝돌법에서 제시하는
정기신 통일 호흡법이자
우주 리듬과 나를 맞춰가는
3단전 2단의 단전행공법을 체득하여
각자 삶의 제 빛깔을 내며
멋스러움을 발휘하여 살아가기를 바란다.

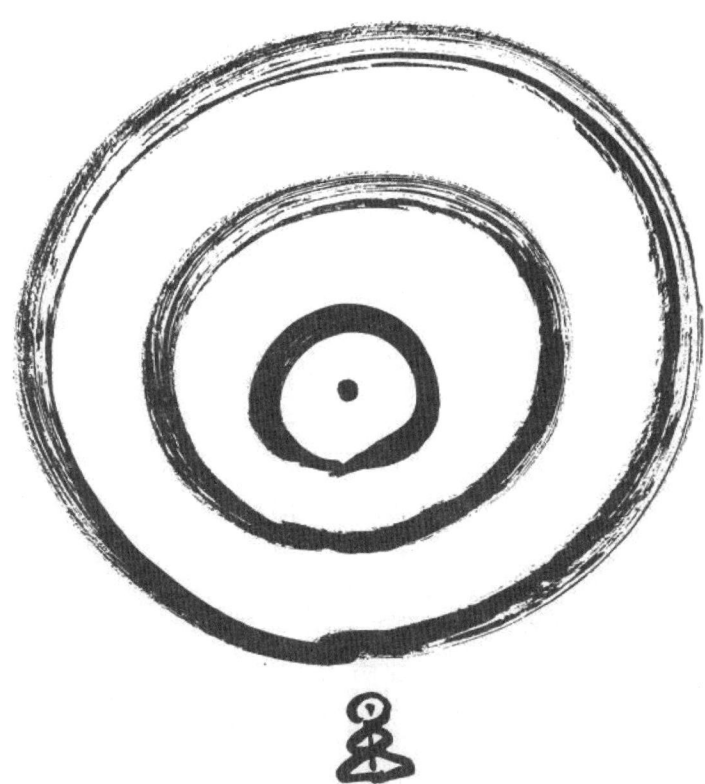

밝돌법의 핵심과 중요 포인트

아무리 긴 강물도 거슬러 올라가면
시원始原이 있기 마련이고
아무리 큰 산맥도 따라서 가다 보면
출발점이 있기 마련이다.

전통이다, 정통이다 하는 데에도
기본 갖춤이 있어야 한다.

그 갖춤이란, 자연도 인간도 다 그러하듯
도법의 맥도 그 시원이 확실해야 하고
정체가 분명해야 하고
목적과 명분이 바로 서 있어야 하고
원리와 방법이 투명해야 하고
무엇보다 적어도 100년 시간인 3대를 거치면서
문제가 없다는 것이 검증되고
도도하게 그 맥을 유지할 수 있어야
정통이나 전통이라 할 수 있는 것이다.

우리 선조들이 남겨 주신
밝돌법의 체계와 정체성을
한두 마디로 표현하기는 어렵겠지만
굳이 단순 간결하게 여기 정리해보면-

밝돌법 국선도법의
도맥道脈은
9,770년 전 천기도인으로부터 시작되었다.

도법道法은
사람과 하늘이 하나 되는 도이자 법이다.

법맥法脈은
숨 쉬는 도의 법맥이자 영혼이합법이고
천지인 삼합법의 법맥이다.

법통法統은
밝돌법의 선인들인 무운도인, 청운도인,
청산도인의 법통이다.

법수法手는
3단계 9단법 37승단계가 있는 법수이다.

밝돌법 수련의 핵심은 3가지 분야,
9가지 포인트에 있다.

① 숨쉬기 분야 – 조식調息
② 동작 분야- 조신調身
③ 마음 분야- 조심調心

① 숨쉬기

숨을 쉴 때는 미리 알고 있어야 하는
몸의 구조 시스템이 있다.

인간은 다른 동물과 달리
정·기·신精氣神이라는 독특한 기능이 있다.
이 기능은 생각하고 분석하고 행동하게 하는
결단까지 통틀어 하는 기능이다.

이 기능을 잘 쓰면
오장육부와 손발의 전신 기능이 활발해지고
원활하게 움직여 건강한 삶의 길을 살아간다.

그래서 정기신精氣神 작용에 대한
기본 상식이 있어야 한다.

숨을 쉴 때는 정신, 즉 의식을 집중해야 하는데
아랫배 배꼽 밑 정精자리에 집중해야 한다.

아랫배의 정기신精氣神의 정精이란
양 신장에 의지하여 모이는 기운이다.

이렇게 아랫배 정精자리에 의식을 집중하되,
머리 뇌에 의지하는 정기신精氣神의
기氣라는 기운을
다시 아랫배로 끌어내리며
의식을 집중해야 하고
또 다른 정기신精氣神의
심장에 의지하는 기운인 신神의 기운을
아랫배 정精자리에 의식적으로 모아 집중하여
정精자리에 기와 신을 모두 집중하여
모아내야 하는 것이다.
이를 의식적으로 습관화해야 한다.

더불어 이 상태에서 우리 몸으로
공기 중 산소의 유입이 많이 되게 하는 작용을
함으로써 산소포화도를 높이는 방법이 있다.

그것은 숨을 쉴 때 아랫배가 나오고 들어가고
하는 것을 반복함으로써
횡격막이 내리고 오르면서
폐 속으로 더욱 많은 양의 공기가 들어오게 하는
작동을 습관화하여야 하는 것이다.

이런 숨쉬기의 모습은
3단전 호흡법에 더불어
2단 호흡법을 추가한 모습이다.

수만 가지 호흡법을 집대성하여
하나로 집약하여 놓은
3단전 2단 호흡법을 해야 하는 것이다.

3단전 2단 호흡법이란
상단전 령靈의 기氣를
넋(백魄)의 자리인 하단전 정精자리로 내리고
동시에 심장에 의지하는 중단전 얼(혼魂)의
신神도 아래 하단전 자리로 모아내는 것을
위의 단(上丹), 중간 단(中丹), 아래 단(下丹)
이라 하여 삼단전(三丹田) 호흡이라 한다.

즉, 머리로 생각하는 의식을 하단전으로 내리고
마음으로 느끼는 감정을 하단전으로 내리고
상단전, 중단전의 기운을 하단전으로 모아
들숨·날숨 하면 되는 것이다.

처음에는 아무 느낌이 없고
무엇이 다른 것인지 잘 모르지만
인간의 의식은 우리가 못 느끼지만
마음을 먹고 의식적으로 행한다면
기운이 모이게 되어 있으니

하단전에 집중한다는 생각을
꾸준하게 갖고 있으면 된다.

동시에 마시고 내쉬는 호흡을 할 때
잠시 머무르며 흡호를 해야 한다.
처음에는 아주 잠시 머물지만
호흡에 익숙해지면
점점 머무는 시간은 길어지게 되어 있다.

마시고 머물고 토하고 머물고 하되,
흡호할 때 자신의 전체 호흡량
(배가 최대한 나왔을 때 기준) 중
70~80% 정도만 나오게 사용하여
마시면 배 나오고 토하면 배 들어가고 하면서
억지가 아니라 무리 없이 자연스럽게 호흡한다.

이것을 2단 호흡법이라고 한다.

이렇게 정기신을
하단전에 통일시키는 집중과 함께
흡호의 2단적 조식調息호흡으로
들숨날숨의 길이를 같게 하는 것이
수련의 기초 호흡이다.

동방에는 수많은 단전호흡법이 있어
세계적으로 널리 퍼져 있다.

그중 국선도의 선인들께서 밝혀 놓으신
3단전 2단 호흡법이라는
독특한 수행법이 있다는 것을 알아야 한다.

3단전 2단 호흡을 실천하는 자세한 방법은
국선도의 각 전수관에서 전수하고 있으니
인연이 되어 전수를 받으시면 된다.

정기신精氣神을 정精에 통일시킨다는 것에 대해
좀 더 신중하게 의미를 알아야 한다.
단순히 하단전에 집중만 하면 되는 것이라고
착각할 수 있다.

하단전 자리에 집중한다는 의미는
결과적 모습의 얘기이고
실제로 체득하는 과정의 모습은
신神의 기운, 기氣의 기운을 정신력으로
정精자리에 모아낼 수 있어야 하고
모아내는 작업을 지속해야
불이 타오르는 것이다.

수련자들이 보통
3단전 2단 호흡에서 2단에만 치중하고
3단전은 가볍게 생각하는 경향이 있지만
여기서 매우 중요한 것이
3단전이 된 후에 2단으로 숨을 쉬어야
밝돌의 정통 숨쉬기 법이 된다는 것이다.

즉, 3단전에 집중한다는 의미는 전신의 기운,
곧 우리 몸의 기운의 핵심 코어는
머리, 가슴, 배이니
가슴과 머리의 기운과 전신의 기운을
아랫배로 모아내라는 의미이다.

마치 힘에 가속도가 붙어 점점 속도가 나듯
흡입하는 힘이 점점 강해져서 빨아내듯
점진적으로 기운을 모아내는 의미가 있다.

그냥 집중만 해서 되는 것이 아니라
기운을 모아내는 마음 의식의 작용을
해야 한다는 의미이다.
한 곳에 강하게 집중해서만 되는 것이 아니다.
같으면서도 다른 얘기이다.

보통 한두 번 집중했다가 말든지 하고
생각날 때마다 의식을 집중하다가 말고 하며
수행들을 하는데,
근본 의미가 다르다.

마치 유유히 헤엄치는 오리가
보이지 않지만 쉴 새 없이 발을 움직이고 있듯
삼단전 호흡이란 쉴 새 없이
전신 기운을 모아내게 하는 것이다.

그 모습이 결과적으로
상단전, 중단전 기운을 하단전으로 모아낸다,
집중한다고 표현했던 것이다.

건성으로 망치질이나 톱질해보아야
박지도 썰지도 못한다.

제대로 3단전 호흡하면서
2단 호흡을 해야 하는 것이다.
한마디로 전신의 기운을 하단전에 모아내며
호흡한다는 의미를
하단전에 상단전의 기氣, 중단전의 신神 을
집중한다는 의미로 밝힌 것이다.
직접 해보면 그 의미는 자명한 것이다.

세상만사 이치가 다 같듯이
항상 과하지도 덜하지도 않게
적당히 몸에 맞게 해야 하는 데서부터 출발한다.

그러므로 실행 시 초보자는
의식을 하단전에만 지속해서
집중하고 바라보고 하는 모습부터 시작하지만
어느 정도 수련이 습득되는 과정에서
마음으로 기운을 모아낸다는 의미와 실제적인
느낌이 오기 시작하므로, 단법이 높아짐에 따라
점차 기운을 지속 모아내며 하게 되어 있다.

그 실제 모습이
상단, 중단을 하단전에 모아내는 것의
결과적 모습이기 때문에 이렇게 표현했던 것이다.

한 호흡, 한 호흡
한 번의 흡과 한 번의 호에서
지극한 정성으로 숨을 쉬다 보면

쫀득쫀득
끈끈하게
무거운 액체가 들어오고 나가듯 하기 때문에
지극한 정성이 무엇인지 체득하게 되고
하단전에 축기가 된다는 의미를 자득하게 된다.

모든 행공 동작을 하면서
기운을 모아내고 모아 내면서
하단전에 집중하며
2단 호흡을 해야 하는 것이다.

하지만 처음에는
어떤 행공 동작에서만 잘 되고
다른 동작들에서는 잘 안된다.

그래도 지속해서 하다 보면
모든 동작에서 임의롭게 이루어지며
행공의 제맛을 체득하게 된다.

이런 기본 상식을 기반으로
숨쉬기를 하는 데 있어 3대 원칙이 있다.

하나는,
마시면 아랫배 나오고
토하면 아랫배 들어가는 원칙이다.

둘째는,
마시는 시간과 토하는 시간을
몸에 맞게 같게 하여
일정하게 지속해서 반복하는 것이다.

셋째는,
일정하게 반복되는 숨쉬기와 배의 움직임을
지속해서, 더 천천히, 더 가늘게, 더 깊게
중간중간에 끊기지 않게
가냘프지만 지속해서 리듬을 타며
반복하는 것이다.

숨쉬기의 기본 위에
위 3가지를 움켜쥐고 습득하다 보면
조식調息 호흡이 정확하게 되어
정식正息 호흡이 되고,
정확하게 반복하다 보면
그 속에서 진짜가 나타나
진식眞息 호흡의 참 경지를
맛보게 되어 있다.

사실 숨 쉬는 법은 쉽다.

마음, 의식, 기운 등의 생소한 단어들도 많고
명경지수, 무아, 무념, 일도, 정신 통일 등의
심오한 말들도 수도 없이 많아
수천 년 세월 동안 많고 많은 사람이
이 길을 걸어가고 걸어왔지만
대부분 갈길 몰라 허덕이고 방황하며
구름처럼 바람처럼 살다가
무명으로 돌아가기 일쑤다.

먼저 체득하고 정도의 길을 가신
선인들이 남기신 밝돌법 정통 수련법에 의하면
이 보이지 않은 길을 닦아 나가는 길은 어렵지만
쉬운 길이기도 하다.

올바른 방법의 길을 가느냐 못 가느냐가
관건이다.

광활한 우주에서 내 마음자리를 어떻게 찾아내며
깊고 오묘한 신체 구조 속에
나만의 욕심 덩어리가 복잡하게 얽혀 있는 것을
어떻게 조화롭게 통일시키며
자연의 기운이 내 몸에 들어오는 것을
어떻게 현묘하게 움직이게 할 수 있는 길을
택할 것인가는 사실 어렵고 어려운 길이다.

하지만 어려운 길을
누구나 가장 쉽게 할 수 있는 것부터
손에 잡히는 쉬운 것부터 시작하면
가장 쉽고 정확한 길을 선택하여 갈 수 있다.

그것은, 숨을 천천히 깊이 쉬어 보는 것이다.
오랫동안 여러 날을 반복하다 보면
아랫배 깊숙이 숨이 들어오고
숨이 고요하게 들락거린다.
어느 한순간 숨이 마음을 리드하게 된다.

점차 확연히 마음을 움직이고 리드하게 된다.

점차 임의롭게 되면 숨과 마음이 하나 된다.
이 움직임이 지속되다 보면
기운이 함께 움직인다는 것을 알게 된다.

기운의 움직임을 마음먹은 대로
임의롭게 하다 보면 숨 몸 마음 모두
둘이 아니고 하나라는 것을 확실히 알게 된다.

누구나 마음공부, 기운 공부의 시작을
숨 공부를 시작으로 끝에는 마음과 기운으로
완전히 파악하고 터득하여 나오게 된다.

이는 곧 마음을 알아챔으로
나라는 진아眞我를 알게 되고
기운을 운용하게 되므로
대우주와 상통하는 길을 찾아 만들어내는 것이다.

몸을 가진 인간이면
누구나 조식調息이 조심調心이 되고
조심調心이 조신調身이 되는 것은 불변의 법칙이다.

숨쉬기의 시작도 조식調息이요,
끝도 조식調息이다 라는 것을 알아야 한다.
수련하고 수도하는 세계에 길이 너무 많아
길이 없다고들 말하지만, 실제 갈 수 있는 길은
숨쉬기를 붙들고 갈 수밖에 없다는 것을
깨우치고 알게 된다.

이렇듯 숨만 잘 쉬어도
자연계의 법리에 동화하고
길을 바로 찾아갈 수 있는데
거기다가 우주 삼라만상의 현묘한 법리가 담긴
행공법을 함께 수련하니
그 변화의 과정은 실로 놀랄 만큼 점진적이고
체계적으로 되어 있다는 것은 자인 자득하며
체지체능 하게 되어 있는 것이
밝돌법의 수행법이다.

자연의 흐름을
현대 사회 놀이공원의 청룡열차 운행으로
비유해보자면,

그 흐름을 전혀 모르고 있을 때와
알지만 타지 못해 지켜만 볼 때와
직접 타볼 때의 체감이 완전 다르듯이
자연이 주는 체감은 완전히 차원이 다르다.

그래서 행공하면서 숨쉬기를 하는 것을
단전행공법이라 하는 것이다.
오직 체득에서만 얻어 가질 수 있는 수련법이다.
하지만 청룡열차를 전혀 모르고 사는 사람과
알지만 안 타본 사람이 대부분이다.

용기 내어 타본 사람은 찾기 어렵다.
밝돌법 수련의 세계 또한 마찬가지라 생각되니
아쉽고 안타깝기도 한 것이 사실이다.

② 동작

밝돌법의 동작 분야에서는 본 행공하기에 앞서
전신에 기혈유통을 시켜주는
특수한 연결 동작을 해야 하고
다시 행공을 마친 후에 기혈순환을 도와주는
정리운동을 해야 하는 기본이 있다.

이런 순서를 잘 지키고 반복하다 보면
나도 모르는 사이에 수만 가지 변화가 일어나
"나"라는 생명체를 변화시켜
어느 틈에 강인한 생명체로 변모하게 된다.

이런 틀을 기본으로
동작에도 3가지 원칙이 있다.

첫째는,
행공 전에 반드시 기혈순환유통법인
준비운동을 하는 습관을 지녀야 한다.

둘째는,
행공의 원칙인 순서와 자세를
바르게 하는 것을
습관화해야 한다.

셋째는,
행공하면서 기운을 움직이는 방법을 익히는데
그 원리를 변형시키지 말고
전수된 대로 해야 한다.

이런 모습으로 따라 하다 보면
건너기 어려운 강을 건널 수 있고
넘지 못한 절벽을 넘어갈 수 있는
내적인 힘이 생기게 되어 있다.

왜 강을 건너지 못하는지
왜 절벽을 넘지 못하는지는
막히고 멈춰봐야 그 맛을 알게 되어 있다.

사람의 몸은 누구나 똑같이 구성되었다.
누구는 팔이 세 개이고 다리가 네 개가 아니다.
모두 몸통 하나에 팔다리가 달려있다.
우리가 움직일 수 있는 방향과 움직이지 못하는
방향도 같다.

하지만 운동법은 수백 가지로 분류된다.
수련 명상도 마찬가지이다.
지구촌 이곳저곳에서 저마다 독창적인
운동법과 명상법이 분화 발전되었다.

겉으로 보기에는 유사하게 보일 수도 있다.
그러나 체험하고 체득한 후 그 결과는
각기 다르다.
편협하지 않고 얼마나 종합적이고 전체적으로
우리 몸에 접근하는지,
상하좌우를 골고루 움직이게 하는지,
몸의 안과 밖을 모두 포함하는지,
밖으로 보이는 겉에만 치중하는 것은 아닌지
등에 따라 그 결과는 궁극적으로 크게 달라진다.

순서와 방법들이 자연에 순리적인지
우리 몸과 마음과도 순리적인지 하는 것 또한
중요하다.

결론적으로 말하면,
우리 몸의 빠진 부위 없이 골고루 다루는
종합적이고 전체적인 운동이어야 하고
안과 밖의, 보이는, 보이지 않는 부분을
모두 동정動靜하고 굴신屈身 운동하며 움직여야
자연의 일부분인 우리 생명력이 근본적으로
변화하며 성장하게 되어 있다는 것이다.

밝돌법의 수련법은,
이 모든 것을 세세하게 빠짐없이 다루고 있다.

그러다 보니 언뜻 보기에는
매우 복잡하고 힘들게 보이지만
밝돌의 수련법은 남녀노소 누구나 할 수 있고
하면 한만큼 효과를 체득할 수 있는
자연의 이치에서 나온 수련법이다.

일반인들이 밝돌법 수련을 하기 시작하면
한 가지 특이한 점을 먼저 발견하게 된다.

사람들이 명상이나 좌선 또는 요가에 대해서
직간접적으로 체험해서 익숙한 모습은
보통 가만히 앉아서, 혹은 몇 개의 동작만 하고
고요한 모습으로 명상을 하는 것인데,
밝돌법 국선도 수련법에
400개가 넘는 동작이 있다 보니, 그것만 보고는
국선도는 육체만 단련하는 것이 아닌가 하는
생각이 들게 된다는 것이다.

밝돌법 수련은 내 몸과 마음으로
밝음을 받아들이는 수련법이다.

자세를 수백 가지로 취하면서
밝은 힘이 전신의 구석구석 한 곳도 빠짐없이
골고루 부족함 없이 들어갈 수 있도록 하는
과정이어야 하므로 동작이 많아지는 것이다.

초보자가 할 수 있는 쉬운 동작부터
숙련자가 하는 어려운 자세까지
골고루 수련하게 되어있다.

여기서 가장 중요한 점은
이 일련의 동작들이 단순히 무질서하게
모아 놓아진 것이 아니라는 것이다.
기차도 칸칸이 순서가 있듯이
밝돌법의 동작에도 순서가 있다.

중기단법은 심신에 중기의 기운을
충만하게 하기 위한 과정의 법수로,
절대로 바뀌어서는 안되는 우주 진리의 법칙에
맞게 50개의 동작을 순서에 따라
수련하게 되어있다.

이 순서에 맞게 수련하여야 밝돌법의
중기단법이라 할 수 있는 것이다.

체득을 중심으로 하는 수련을 하다 보면
50개 동작을 익히고 외우는 데만 급급해서,
혹은 자세를 정확하게 하려는 데에만 집중하는
습관이 들게 된다.
이때 결코 간과해서는 안 되는 중요한 것이 있다.

단전호흡에 익숙해지면,
점차 숨소리는 안 나게 되고
언제 숨을 마시고 토하는지도 모르게
가늘고 깊은 숨쉬기를 하게 된다.

행공수련 시 동작과 동작 사이를 넘어갈 때도
동작을 바꾸는 데에만 집중하느라 사이 사이의
흐름이 끊어지듯 동작을 바로 바꾸곤 하는데,
동작을 바꾸는 것보다 더 중요한 것은
숨소리가 점차 고요해지며
언제 마시고 토하는지 모르게 하듯이,
동작할 때의 자세 역시
동작이 언제 바뀌는지 모르게 해야 한다.

아주 천천히 고요히 동작해야만
호흡도 같이 고요해질 수 있다.

호흡이 고요하고 동작이 고요하고
마음이 고요함이 하나가 되기 시작해야
밝돌 숨쉬기의 묘미를 느끼기 시작할 수 있다.

고요하다는 것은 느려져야 한다는 말이다.
빠르면 요란하고 시끄러운 법이다.

사람들은 대개 동작할 때, 정확한 자세를
만드는 데에만 치중한다.

밝돌 수련을 할 때에는
정확한 자세보다 더 중요한 것이 바로
"잘해야 한다"는 것이다.

이 둘은 같은 의미인 것 같으면서도
다른 부분이 있다.

밝돌 수련은 몸의 겉모습과 몸의 속 모습을 같이
생명의 순환 구조에 맞추게끔 체계화되어있다.

그러므로 정확한 동작을 만들고자
마음이 뜨거나 숨이 거칠어지는 것이
정확한 동작은 안 되더라도 마음이 가라앉고
숨이 고요한 것보다 못하다는 것이다.
그래서 수련에 "잘해야 한다"는 말이
있는 것이다.

잘한다는 것은,
모든 행위가 자연의 이치에 맞아서
마음이 고요해지고 숨이 고요해지는 것이기에
절대적으로 몸에 무리됨이 없게 하는 것이
중요하다.

동작을 빠르게 하거나 강하게 하는 것만을
위주로 하는 일반적인 운동과는
많이 다르다는 것을 알아야 한다.

자연의 원리에 부합하고
생명의 성장하는 이치와 맞게
부드럽고 은은하면서도 자연스럽게,
하는 듯 안 하는듯 하면서 하는
그런 동작과 자세들이다.

이렇게 수백 가지의 동작들과
함께 숨쉬기하는 것을
단전행공법丹田行功法이라 한다.

정각도 단계의 행공법에는
중기단법 50 동작,
건곤단법 23 동작,
원기단법 360 동작이 있다.

이 모든 것을 통틀어
밝돌법의 단전행공법이라 하는 것이다.

단전행공법은 기운을 받아들이고
내 안에 축적하는 것이므로,

기운을 잘 축적하기 위해서는 사전에
몸속에 기운이 들어오는 통로를 잘 청소하고
순리대로 잘 관리해 주는 기혈순환유통법을
단전행공 하기 전에 반드시 하게 되어있다.

많은 이들이 기혈순환유통법을
매일 반복하는 가운데 상상 이상의
효과와 경험을 하게 된다.

국선 선인들께서 오랫동안
수련법을 거듭 발전시키며 만들어낸,
우리 인간 생명의 원리에 딱 맞게 설계된
기혈유통법이다.

누구든지 매일 반복하여 익히고 내 것으로
만들어내면 단전행공의 깊이가 더욱 깊어진다는
것을 확연히 느낄 수 있게 되어 있다.

이처럼 밝돌법의 동작이라 함은
단순한 육체적 활동상의 몸 움직임이 아니다.

인간의 몸은 어느 한 곳도
우주정신의 에너지가 깃들지 아니한 곳이 없다.
고로 생존한다.

발돌법 수련의 동작은 모두가
심신일여心身一如의 입장에서
순행 되는 동작들이다.

그래서 밝돌 수련의 동작을 행공이라
하는 것이다.

세포가 모여 장부의 기관이 되고
우리 몸을 이루듯이
행공 하나하나도 모두 연결되어 있어,
행공들이 모여 중기의 기운을 만들어내고
건곤의 기운을 만들고
원기의 기운을 생산해낸다.

하나의 큰 유기체 같은 역할을 하게 되는 것이다.

그래서 행공 자세는 수백 가지이지만
실제로 수련할 때에는
마치 하나의 동작이 언제 변하는지도 모르게
춤을 추듯, 새가 날갯짓하듯 천천히
부드럽고 고요하게 넘어가야 하는 것이다.

부분 부분 쪼개진 동작은
하나와 같이 연결된 동작을 따라갈 수 없을 만큼
하늘과 땅 차이의 결과가 나오게 되어있다.

그래서 한 마디로
조신調身이 바른 몸이 되어 정체正體가 되고
바른 몸이 숙련되면
내면의 참나의 몸으로 바뀌어서
진체眞體가 된다는 것이다.

행공은 아니지만 기혈 순환하는 여러 동작도
동작의 움직임에 의식을 집중하여
마음으로 기운을 함께 운기 시키며 동작을 하면
이 또한 결과가 크게 차이가 나게 되어 있다.

현대인들은 서양식 운동으로 단련되어 있기에
사회의 대부분이 정적인 것보다 동적인 것에
익숙해져 있는 것 같다.
그래서 이런 말들을 이해하고 습관화하기에
어려울 수 있겠지만
사회 여기저기에서 점차 동방의 정적인 문화에
관심을 두는 현상들은 매우 반가운 일이다.

밝돌법의 동작들은 정靜에만 치우치지 아니하고
동動에만도 치우치지 아니하고
동과 정을 모두 활용하며 필요에 따라
정동을 자유롭게 쓸 수 있는 것이
또한 특징이라 할 수 있다.

국선도 밝돌법 수련에서는
정신과 마음을 육체보다 높게 생각하고
육체적인 동작을 낮게 보거나 가볍게 대하지
않는다.

육체는 정신을 담는 그릇에 비유하여
그 중요성을 똑같이 본다.

우리 생명체의 육체는 보이지 않는 정신과
마음에서 파생된 보이는 물질에 해당하므로
둘은 분리된 것이 아니고 하나인 것이다.

사람들이 눈에 보이지 않는 것은
생활 속에서 등한시하다가
생명과 연관 지을 때는 오히려 보이지 않는 것에
의존하려 하는 심리가 존재하여 생긴
사회적 현상들이 있다.

수련은 몸과 마음의 조화에서 출발해야 한다.
그래서 수련의 동작을 대하는
우리 마음과 몸의 자세는
안테나의 주파수를 맞추려고 할 때
다이얼을 미세하게 움직이며 맞추듯이
정밀하게 다루어야 하는 것임을 알아야 한다.

실제로 우리 몸은 동정의 움직임으로 인해
우주의 에너지를 받아들이기도 하고
내보내기도 하며 우주와 하나처럼 연계되어
작동하고 있는 것이다.

눈에 보이지 않는 마음이 주체가 되어
눈에 보이는 몸의 초정밀적 미세한 움직임을
통해 우주의 에너지를 받아들이고
연결하는 것이 밝돌법의 동작이자
단전행공 자세들이다.

심신의 유기적 움직임으로 볼 때
마음과 의식의 작용은
운전석에 앉은 운전자 역할이 된다.

보이기에는 늘 보던 동작으로 보이지만
인체에는 우주 에너지와 하나로 연결되는
적극적인 작동 원리가 작동되고 있는 것이고
우리 마음과 정신이 주인이 되어
이를 작동시키고 있는 것이
밝돌법의 단전행공이라 보아야 한다.

우주와 내가 하나로 연결될 수 있도록
적극적인 자세로 여러 행공 자세들을
취하는 것이다.

③ 마음

마음 분야에서도 필요한 기본 갖춤이 있다.

마음은 보이지 않고 잡히지도 않는다.
마음은 오직 숨의 들숨날숨을 통하여
컨트롤하게 되어 있다.

우리 육체는 섭생으로 조절이 가능하여
신체의 변화를 이룰 수 있지만
우리 마음과 정신은
들숨날숨의 고요한 경지를 통해
마음을 움직이고 정신을 통제하는 힘을
알아내고 낚아채서 사용하여 왔다.

마시고 토하는 순간순간마다
마음을 동반하여 잡념이 일어나건 말건
숨결 따라 마음을 맡기고
숨결과 함께 움직이다 보면
어느새 마음을 잡아 컨트롤하게 되는 것을
느끼게 되어 있다.

이를 기본으로 마음 분야에도
3가지 원칙이 있다.

첫째,
척하는 마음을 버리고
진심으로 선한 마음을 갖추어야 한다.

숨쉬기나 동작에서는
할 것만 잘하다 보면 나쁜 버릇은 물러나고
사라지며 정리정돈이 되지만
마음 분야에서는 나쁜 습관을 잘 솎아내야 한다.

수련하는 척, 숨 잘 쉬는 척,
착한 척, 선한 사람인 척,
하늘에 날 맡긴 척, 순진하고 순수한 척하는
모든 분야의 척을 삼가고
마음 깊은 곳에서부터
선한 마음을 갖추어 수련에 임해야 한다.

둘째,
공심公心을 갖추어 대욕大慾으로 변화시켜야 한다.
산, 들, 바다, 우주 공간 그 어떤 것도 나처럼
느끼고, 죽어 있는 게 아니고 살아 있다는 것을
알아야 한다.
그래야 공심公心이 안착하기 시작한다.

공심公心을 바탕으로 해서
소심한 소욕小慾을 대담한 대욕大慾으로
바꾸어 내야 한다.

나만 위하고 내가 아끼는 것만 위하는
그런 마음이 아니라
나와 내 주변의 좋고 싫은 모든 것을 위하는 마음,
더 나아가 지구촌 삼라만상,
대우주에 대해 위하는 욕심을
대욕지심大慾之心이라고 한다.

대욕지심大慾之心은 공욕지심公慾之心이다.
그래서 조심調心이 숙련되면 정심正心이 되고
바른 마음이 숙성되면 참나인 진심眞心이 되어
하늘과 같은 마음으로 일체 합일되는 경지를
이루게 되는 것이다.

셋째, 일화一和로서 통일統一된 마음이 필요하다.
세상천지 만물이 하나로 연결되어 있음을
자각하여 모든 것이 하나와 같다(일화一和)는
것을 깨우쳐 얻어 그 개념을 직접 체득해야 한다.

그러나 우리의 현실 사회는 분화되고 분산되고
또다시 세분화되어 복잡하게 얽혀 있다.
이것을 하나로 통일적으로 연결하고 연관 지어
일화적 입장에서 통일적 사고를 갖추어야
선인들로부터 전해진 일화통일 사상이 접근되어
세상 속에서 살아가는 중심 잡힌 참 생명체로
살 수 있게 된다.

조심調心, 조식調息, 조신調身
이 3개 핵심 분야의 9가지 중요 포인트는
초급자나 상급자나 항상 갖추어야 하는
철칙이자 덕목이다.

다시 강조하지만
밝돌법 수행의 핵심은
조심調心, 조식調息, 조신調身 이다.

이 3대 요소의 각 포인트를 내 것으로 실천하여
각 요소가 융합되어 하나로 되면
완성된 밝돌법의 참맛을 보게 될 것이다.
빠지거나 편협 되고 모자라면 완성될 수가 없다.

이 외 잡다한 정보들이 많다.
잘 쓰면 아름다워지는 장식이 되지만
대부분 걷어내기조차 어려운 겉치레가 되어
방해되는 물건으로 전락하게 된다.

조작하려 하지 말고 기본에 충실하게 묵묵히
원칙을 지켜나가면 빛을 볼 수 있을 것이다.

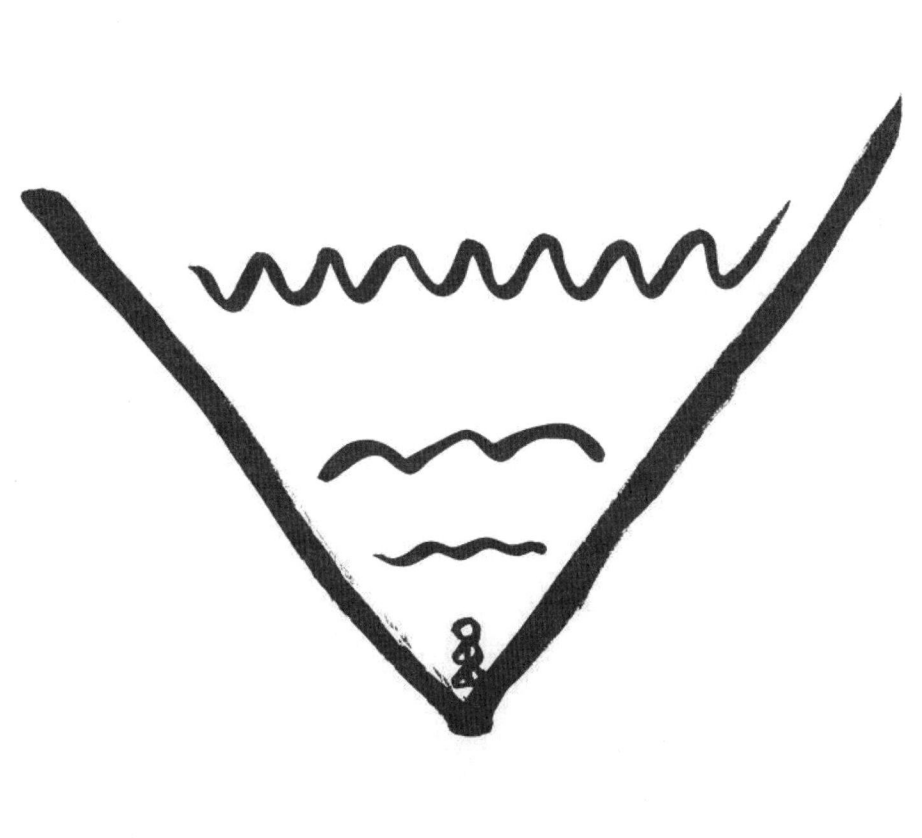

밝돌법 행공의 체계와 단계

국선도 행공법에는 본법本法과 별법別法이 있다.

변할 수 없는 천지 대자연의 순행의 법도를
본법本法이라 하고,
천지 대자연의 변하지 않는 범위 안에서
수시로 때에 맞춰 변해가는 천지 자연의 법도를
별법別法이라 한다.

본법本法은
사람의 한 몸과 한 마음을 합하여(一身一心法)
올바른 길로 돌아가고자 하는(正心法)
마음을 내 몸에 받아(身心法)
모든 것을 인내로 끈기 있게 참아 나가는
마음을 가지고(忍心法)
동요됨이 없는 마음을 새기며(破心法)
수도를 해야 하니
그러한 것을 고요한 가운데
변화하는 우주심이 되어야
이런 것을 지킬 수 있으며(轉心法)
모든 잡념을 버리고(解心法)
쉬는 듯 고요한 마음으로(休心法)
그 속의 기는 우주기와 함께
돌아가고 있는 것(動心法)이니
이는 세상사 이치를 올바로 분별하여
그 가운데를 지키려 함이다.(事理正別法)

별법別法은
그 변화가 사람마다 환경마다
변화무쌍하게 일어나서
습득하게 되어 있다.

본법의 기본이 되어 있어 잘 지켜져야
변화무쌍한 별법의 작용이 일어나 체득하게
되어 있다.

해와 달의 일정한 움직임이 있기에
그 속에서 매사 순간마다 일어나는
변화가 생기는 것처럼
우리 생명체 안에서 일어나게 하는 것이
행공이다.

별법은 한 몸과 한마음이 하나로 합하여
우주정신으로 고요한 가운데
올바로 포근히 안겨야 하는
정법正法을 시작으로(正法)
마음을 가라앉히고(座法)
음양 일기를 세워(立法)
견고히 하여(側法)
일기 작용을 하며 지키고(動法)
모으며(合法)
내 몸에서 만들고(身法)
늘리고(洛法)
힘을 모아(力法)
고요한 가운데 화和하게 움직여(動法)
율려 작용으로 나아가고(前法)
물리고 하면서(後法)
음양 좌우의 원리로 좌로부터
돌기 시작하여(左法)
우로 돌아오고 돌아감이(右法)
끝없이 움직임이(動法)
또한 오르고(上法) 내리는 (下法)것이

수승화강水昇火降의 원리이니
중심을 잡고 켜 감이(中法)
모두를 견고하게 하고서(壓法)
중도를 지키며 움직임이
화합하고자 하는 것이(動法)
일육수一六水 양수陽水와(水法)
이칠화二七火 음화陰火가
서로 상교하여 (火法)
합실함으로 생성하여(木法)
견고하게 거두어 모아(金法)
화평和平하게 하여(土法)
모든 세상사를 올바로 깨닫고 체득함이다.

본법을 그래프의 가로줄로 보고
별법을 그래프의 세로줄로 보면
본법의 생성되는 과정의 순행과 순서,
별법의 생성되는 과정의 순행과 순서가
각각 합쳐지며
사람마다 그릇마다
다른 그래프가 그려지게 된다.

이때 마음, 몸, 숨이 합하여 골고루 잘 된다면
이 그래프의 모양이
곡선이 심플하면서도
아름답고 부드러워지게 되어있다.

같은 자세의 수련을 하여도 결과와 체득이
사람마다 다를 수밖에 없는 이유가
여기에 있다.

국선도의 경전은 곧 단전행공법이다.
종교마다 기본 경전이 있어
법리를 잘 알 수 있도록 밝혀 놓은 것이 있듯이
밝돌법에는 단전행공이라는 경전이 있어
인간의 기본 행로를 밝히고
깨닫게 해주고 있다.

한마디로 국선 밝돌법의 경전은
심신으로 직접 부딪혀
체득하고 체지해야 하는 경전이다.

가장 기본이자 기초 단계인
중기단법中氣丹法의 결실이 있어야
상위 단계로 진행이 가능하다.
동작만 잘하고 호흡만 잘한다고 될 수가 없다.

호흡, 마음, 동작이 합하여
그 속성이 융합되어
하나 되는 참맛을 알아야 한다.

그래서 음덕陰德을 쌓는 공덕公德을 들이는 것을
행공이라 하는 것이다.

중기中氣의 연장이 건곤乾坤이요
건곤乾坤의 연장이 원기元氣이고
원기元氣의 연장이 진기眞氣이다.
모두가 하나의 길이다.

중기中氣는 그 출발점이다.
도의 길은 그 출발선을 잘 알고 출발해야
끝이 보인다.
1단계부터 37단계의 과정을 닦아가는
참맛을 보기 바란다.

밝돌법의 수련 체계에 대해서는
청산선사의 스승이신 청운도인이
"내가 전수한 도법의 순서가 바뀐다든지
세부 내용이 변형되거나 빠지면
밝 받는 법이 아니고 다른 것이다.
전해준 그대로 전수하도록 하여라."라고
가르침을 주셨다.

청산선사 역시 사회에 나와
밝돌법을 전수, 보급하시다 재입산 하시면서
도법이 변형, 변질할 것을 우려해
밝돌의 법을 본법과 별법으로 전해
바뀔 수 없다는 것을 구분하여 명시하셨고,
본원의 지도 방침으로
"내가 하던 대로 하여라."라고
특별히 하명을 주시고 재입산 하셨다.

자세한 방법은 교재에 모두 밝혀져 있으니
참고하시기 바란다.

수많은 책의 글자와 단어들이 뒤죽박죽으로
섞여 있으면 그 글자들을 읽을 수는 있지만
말이 연결이 안 되어 문장이 될 수 없는 것처럼
숨쉬기 방법이나 단전행공의 순서, 원칙과
규범은 그만큼 중요하다는 것이다.

조작하거나 새롭게 제작하여서는
그 결과와 효험에 천지 차이가 있다는 것을
반드시 알아야 한다.

밝돌법의 9단법 丹法

1단계 - 정각도 正覺道
중기 中氣 단법, 건곤 乾坤 단법, 원기 元氣 단법
육체 중심의 그릇을 건실하게 닦아 나가는 법

2단계 - 통기법 通氣法
진기 眞氣 단법, 삼합 三合 단법, 조리 造理 단법
정신적 중심의 수련 단계로
보이지 않는 정신, 마음, 영혼을
닦아 나가는 방법

3단계 - 선도법 伕道法
삼청 三清 단법, 무진 無盡 단법, 진공 眞空 단법
육체와 정신이 합하여서
대자연과 합일하는 것을
본격적으로 공부하는 방법

위 3단계 9단법은
다시 세부적으로 37단계로 나뉜다.

국선도 수련의 공부 단계인 37단계는 한마디로
겉모습의 큰 틀과 속 모습의 세부적이고 미세한
틀들이 모여 합하여진, 음양 합실의 공부이자
성명쌍수性命雙修의 공부법이다.

사회의 학교 시스템에
초등학교, 중학교, 고등학교, 대학교의
학사과정, 석사과정, 박사과정이 있다면
정각도 단계는 다음과 같이
초등, 중등, 고등학교에 해당한다고 할 수 있다.

초등- 중기단법中氣丹法
중등- 건곤단법乾坤丹法
고등- 원기단법元氣丹法

대학교 학사과정은 진기단법眞氣丹法이요,
석사과정은 삼합단법三合丹法이고
박사과정은 조리단법造理丹法이라 할 수 있다.

대학교에 입학하는 것이 어렵듯이
정각도를 마치고 통기법通氣法 단계의
진기단법眞氣丹法에 입문하는 것도 어렵다.
입문은 할 수 있으나 통과하기가 어려운 것이다.

학교 공부도 기초가 중요하고
다양한 상식과 지식을 갖추어야
대학에서도 공부를 잘 할 수 있고
인성이 두루 잘 갖추어져 있어야
훗날 전문가나 박사가 될지라도
사회적으로 훌륭한 사람이 될 수 있듯이,
수련도 마찬가지다.

중기, 건곤, 원기단법을 잘 마쳐야
통기법 단계를 잘 갈 수가 있다.

국선도의 시스템 속에는
자신이 공부해야 할 세부 내용 하나하나를
얼마나 내 것으로 만들었는지
스스로 체크하고 확인할 수 있는 과정이 있다.

초등학교, 중학교, 고등학교에서 배웠던 것에
국어, 영어, 수학, 국사 등 다양한 과목이 있고
각 과목에도 단계별 과정이 있듯이
그 과정 하나하나가 부족한지 충족한지를
확인하고 세부적으로 체크해 볼 수 있는
시스템이라 생각하면 된다.

밝돌 수련법에는
기초부터 닦아서 얻어 가지고 가야 하는 단계로
중기와 건곤단법에는 1수修 부터 6수修
원기단법은 1련煉 부터 6련煉
진기단법은 1지智 부터 10지智
삼합단법은 1지地부터 8지地
조리단법은 9지地 부터 15지地 까지
도합 37단계가 있다.

통기법의 조리단법까지
37단계가 세분화 되어 있어
단계별로 진행해 가면서
호흡, 운기, 마음의 깊이와 능력을
하나하나 확인할 수 있도록 되어 있다.

그래서 먼저 경험하고 체득해야 하는
체험과 자각의 공부법이라 하는 것이다.

한마디로
우주 진리 자연의 '법의 문'에 들어가려면
추호의 거짓과 빈틈이 없어야 하기에
이렇게 국선도 밝돌법 수련의 승단 체계는
크로스 체크까지 하면서
자가 진단을 할 수 있도록
완벽하게 시스템이 되어있다.

정확히 알고 수련하면
실패하거나 좌절할 수 없는 시스템이다.

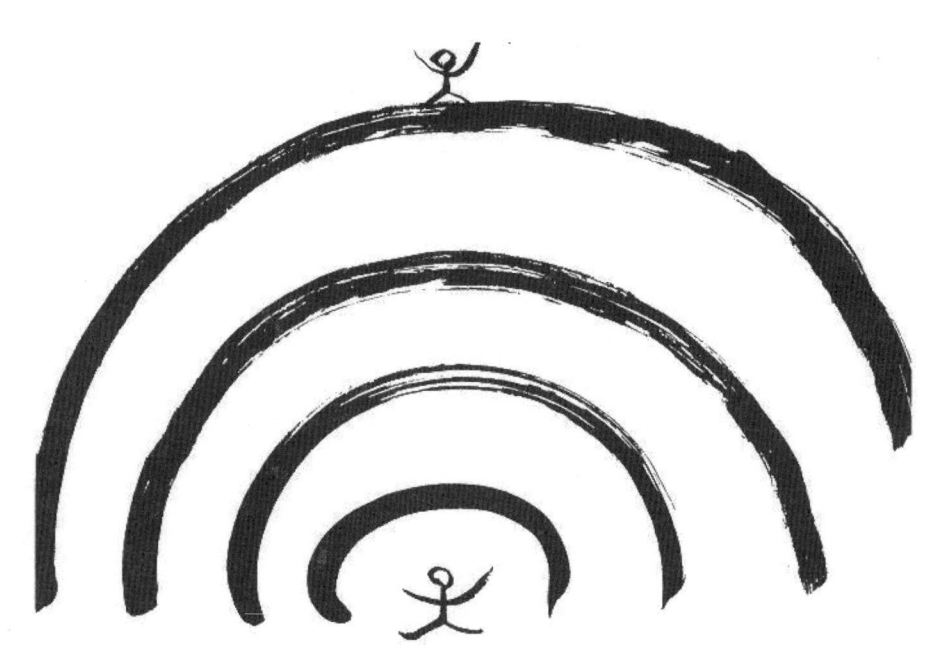

중기·건곤·원기 단법 행공하기

중기단법에서는
생명의 씨앗을 만드는 묘수를 익혀
광활한 우주 속에 나라는 점(씨앗)을 심어내는
고행의 단전행공 수련을 하게 된다.

그리고나서 이 점을 천지로 연결하는
하늘땅과의 튼튼한 연결 맥인 천지인 선線을
만들어내는 행공을 잘하면
건곤단법의 고행 수련을
무사히 마무리할 수 있게 된다.

무에서 유를 만들어가는 우주처럼
인간은 창조적 능력을 갖추고
각자가 독특한 삶의 길을 걸으며
우리 사회를 다양한 모습으로
분화 발전시켜왔지만,
그 변화무쌍함 속에는 또 보이지 않는
오묘한 법칙과 묘법이 담겨있다.

원기단법은 인과응보와 같은
어떤 보이지 않는 법칙과
인연의 법칙이 모두 존재하며
세상 인간사의 만사처럼
아주 조밀한 360도의 판으로 짜여 있다.

바둑판 위에 무한대의 경우의 수가 있듯이,
360도로 짜인 원기단법의 판에는
가로로 읽는 글귀와 세로로 읽는 글귀가 있어
서로 상통하고,
글 한 자 한 자에 우주 공간의 꽉 차 있는 원기를
받아들여 하나가 되는 의미와 뜻이 담겨져 있어,
행공을 통해 얻어 가지는 체득적 깨달음과
별법의 명칭 및 문장의 의미가 일치하는
묘법이 담겨 있다.

원기단법은
우주 진리의 문으로 직접 연결되는 문이자
그 직전의 관문으로써 심신일여 心身一如
상승대법 上昇大法의 묘수가 있다.

그래서 대우주 진리의 원기단전 행공법을
내 몸에 맞게 시작하여
서서히 고차원의 몸으로
승화시켜 나가는 법이라 하여
십이(12)승강법 十二昇降法이라고도 한다.

1년 4계절이 변화하는 자연의 성장 모습처럼
내 심신도 순리대로 변화를 일으키고
성장하게 되는 것이다.

이렇게 12개월, 1년의 모습을 체계화하여
30년 360개월의 행공법을 하게 되어 있으니
30년 삶의 고행을
원기의 360 동작 행공을 통하여
체험적 기운으로 체득하게 된다.

노래에 음률과 박자가 있는 것처럼
밝돌법 수련의 순서에 따라
행공의 기운의 흐름이 각기 독특하고
그 속에 비밀스럽게 음률과 리듬 박자가 있으니

우리들의 마음 그릇인 몸을
중기단법과 건곤단법을 통하여
탄탄한 신체로 만든 후에
각자의 심신 정서에 맞게 시작하고
출발해야 하는 것이다.

언젠가는 후학 중에 상승 대학자들이 나와
국선도 내공의 법리와 법수의 묘법을
낱낱이 풀어내어 상고 진리의 모습을
드러내리라 믿고 기대한다.

내공법을 익히고 닦아내기란
단순해서 지속하기 어렵고,
고도의 인내력이 필요해 어렵고,
집중력이 필요해 어렵고,
반복을 지속하니 지루하여
변화가 수시로 필요한 현대인들은
피하고 외면하는 경향이 있다.

겉으로 보이는 외공을 더 재미있게 생각하여
외공 기화법을 닦는 것이 유행처럼 되고 있지만

외공 기화법은 내공인 단전행공법을
보조하고 겸비하는 수련법이라는 것을
알아야 한다.

내공법을 제대로 익히지 못하면
기화외공법의 묘수는 익힐 수 없게 되어 있다.
겉모습만 따라 하는 알맹이 없는
껍데기의 모습을 갖출 뿐이다.

내공인 단전행공법을 잘 익히고 체득한 후에
외공 기화법을 익혀야 그 진수를
체득할 수 있는 것이다.

중기단법에서
점(씨앗)을 심는다는 것은
사람이 사는 이 자연계가
음양오행의 법칙으로 이루어져 있으므로
대우주의 순리인 생생의 법도에 따라
본법과 별법의 조합을 가지고
심신을 수련함으로써 진리에 부합하는 생명력이
만들어지는 것을 말하는 것이고,

건곤단법에서는
본법이나 별법의 구분 없이
건곤이 곧 본법이자 별법의 조화이다.
그래서 중기의 점(씨앗)을
천지의 크기와 질량으로 성장시키는 법수가
깃들여지게 하는 것이 건곤의 행공법이다.

원기단법에서는
다시 본법과 별법이 나누어지면서
복잡하고 무질서한 가운데에 질서가 있는
자연계의 모습처럼

복잡한 인간계 사회현상과 같이
천변 만변하는 법도가
생생하게 살아 움직이며
우주의 원기를 나와 상통시키며
그 속성을 한 몸으로 얻어 갖게 되는
행공법이기에 원기단법이라 한다.

空眞妙有法理

調心	正心	眞心
調息	正息	眞息
調身	正體	眞體

조식과 조심이 함께하고 조신이 같이 어우러져
하나가 되어 숙련되어 지속되면
거기에서 파생되어 나오는 것이
조심은 정심으로 변하고, 조신은 정체로 변하고,
조식은 정식으로 변하게 된다.
이때쯤부터 텅 빈 공의 개념과 꽉 찬 진의 개념을
몸과 마음으로 느끼고 체득하며 체지하게 된다.

다시 끊임없이 반복 수련하다 보면
정체는 진체로 바뀌고,
정식은 진식으로 바뀌게 되고,
정심은 진심으로 바뀌어서
우주정신의 공진묘유(텅 빔과 꽉 참의 묘수)가 발휘되어
무에서 유를 창조하는 천지의 진실과 마주하여
함께 하나가 되기도 하고 분리하기도 하며
자유를 누릴 수 있는 공부를 할 수 있다.

國仸道 밝돌법 修煉法理

호흡비용하며	呼吸鼻用
세세흡입하고	細細吸入
세세호출하라	細細呼出
세세호흡하되	細細呼吸
단전행공하고	丹田行功
정중행공하라	靜中行功
조식호흡하되	調息呼吸
운기행공하라	運氣行功

마음 修煉法理

머리에서 단전으로 생각을 내린다.

생각을 하단전으로 한다.

하단전에서 심전선화心田善化 한다.

심전선화心田善化에서 대효지심大孝之心 한다.

대효지심大孝之心에서 대욕지심大欲之心 한다.

대욕지심大欲之心이 공욕公欲 공심公心이 된다.

공욕公欲공심公心이 진심眞心이 된다.

진심眞心이 합일合一일화一和일심一心이 된다.

呼吸 修煉法理

가슴 호흡을 단전호흡丹田呼吸 한다.
단전호흡丹田呼吸 하되 호지흡지呼止吸止 한다.
호지흡지呼止吸止 하되 조식호흡調息呼吸 한다.
호지흡지呼止吸止 하되 자연호흡自然呼吸 한다.
호지흡지呼止吸止 하되 화기호흡和氣呼吸 한다.
호흡을 대기승출입大氣乘出入 호흡 한다.
호흡을 합기호흡合氣呼吸 한다.
호흡을 조화호흡造化呼吸 한다.
호흡을 기공호흡氣孔呼吸 한다.

호흡을 변화시켜야 될 경우를 알지 못하고
한가지 호흡만 계속 할 경우 발전을 가져오지 못한다.

行功 修煉法理

행공 동작을 익힌다.

행공 동작하면서 단전호흡 되게 한다.

단전호흡 하면서 모든 행공 동작이
자연스럽게 한다.

행공 동작과 행공 동작 사이를
호흡一和로 연결한다.

동작과 단전호흡을 하나로 조화롭게
흐르게 한다.

一和와 調和로 대기대승大氣大乘하여
대욕·공욕지심大欲·公欲之心으로 들어간다.

中央五十土丹田行功法

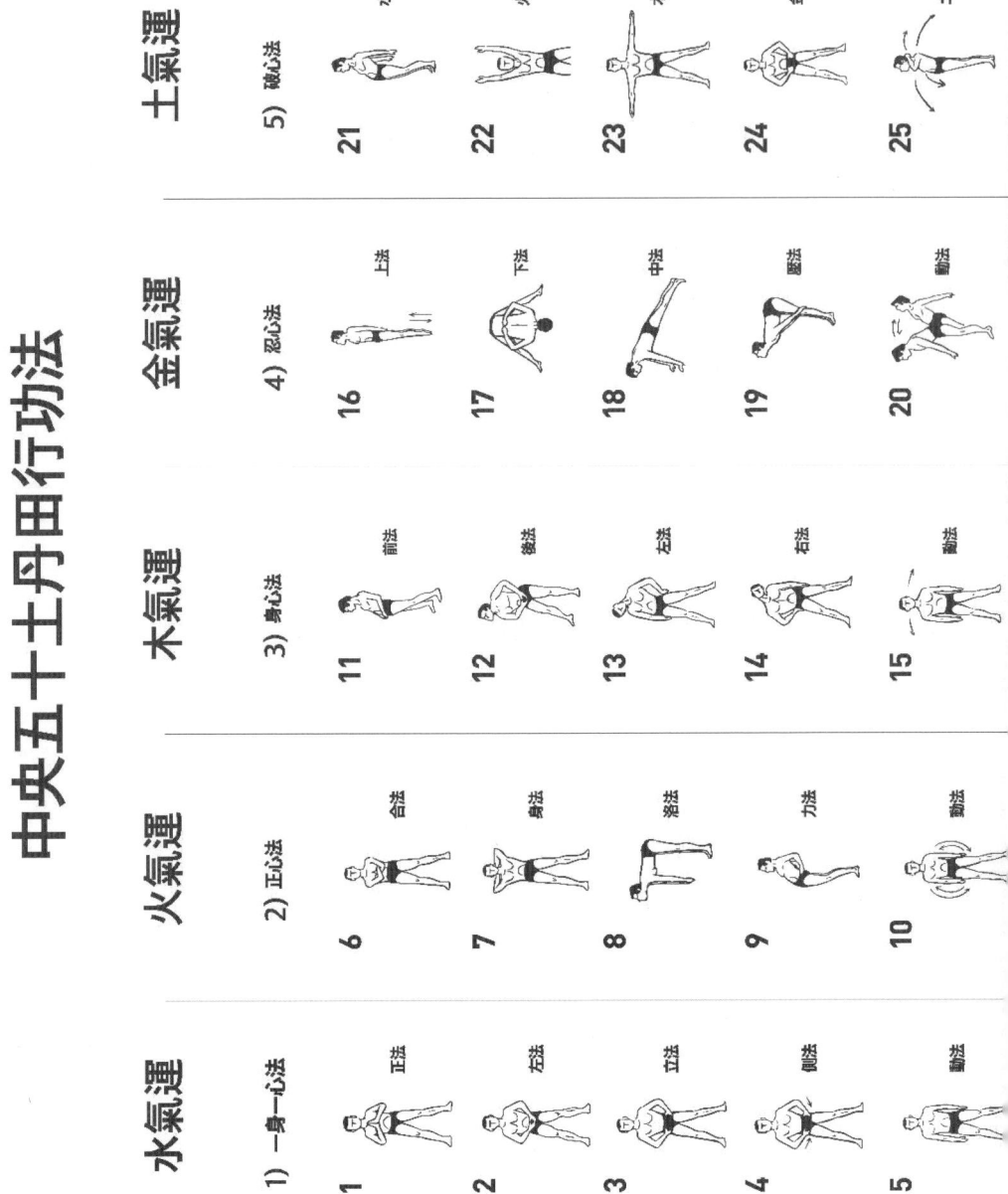

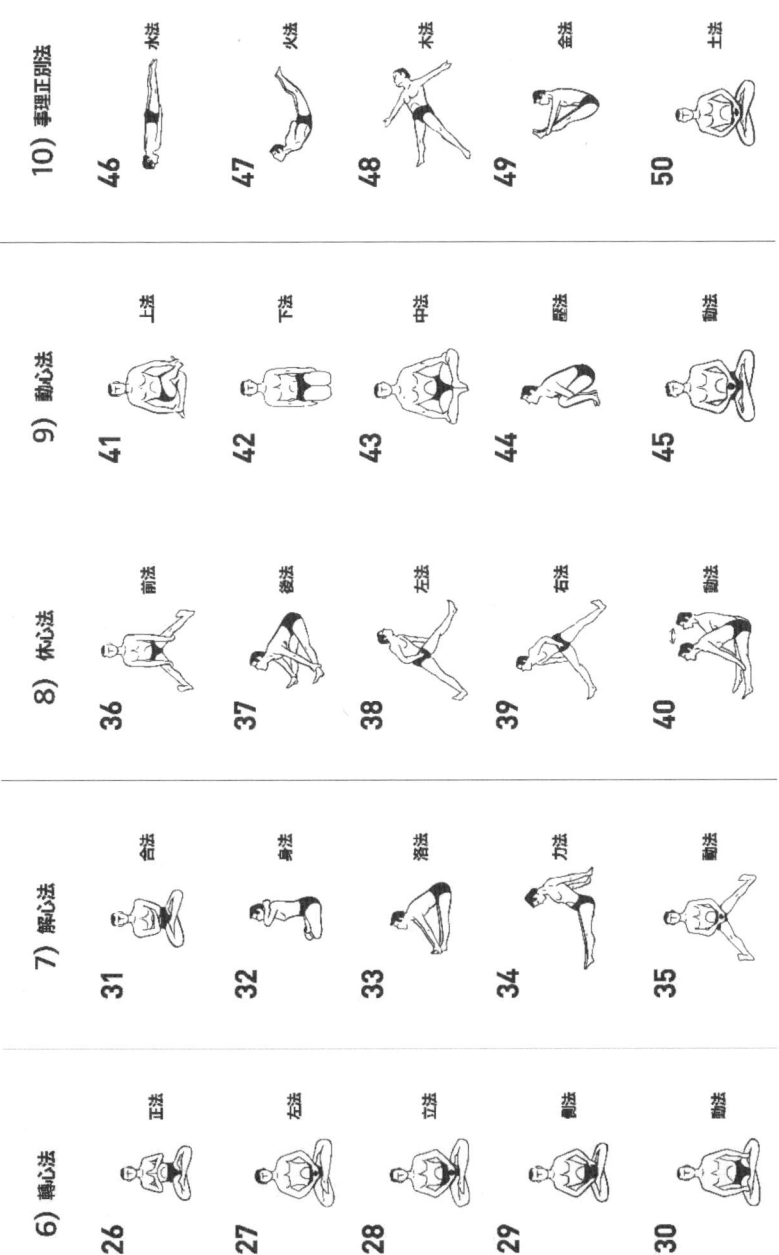

출처: 국선도 1,2,3권 (청산선사 저)

乾坤丹田行功法

乾

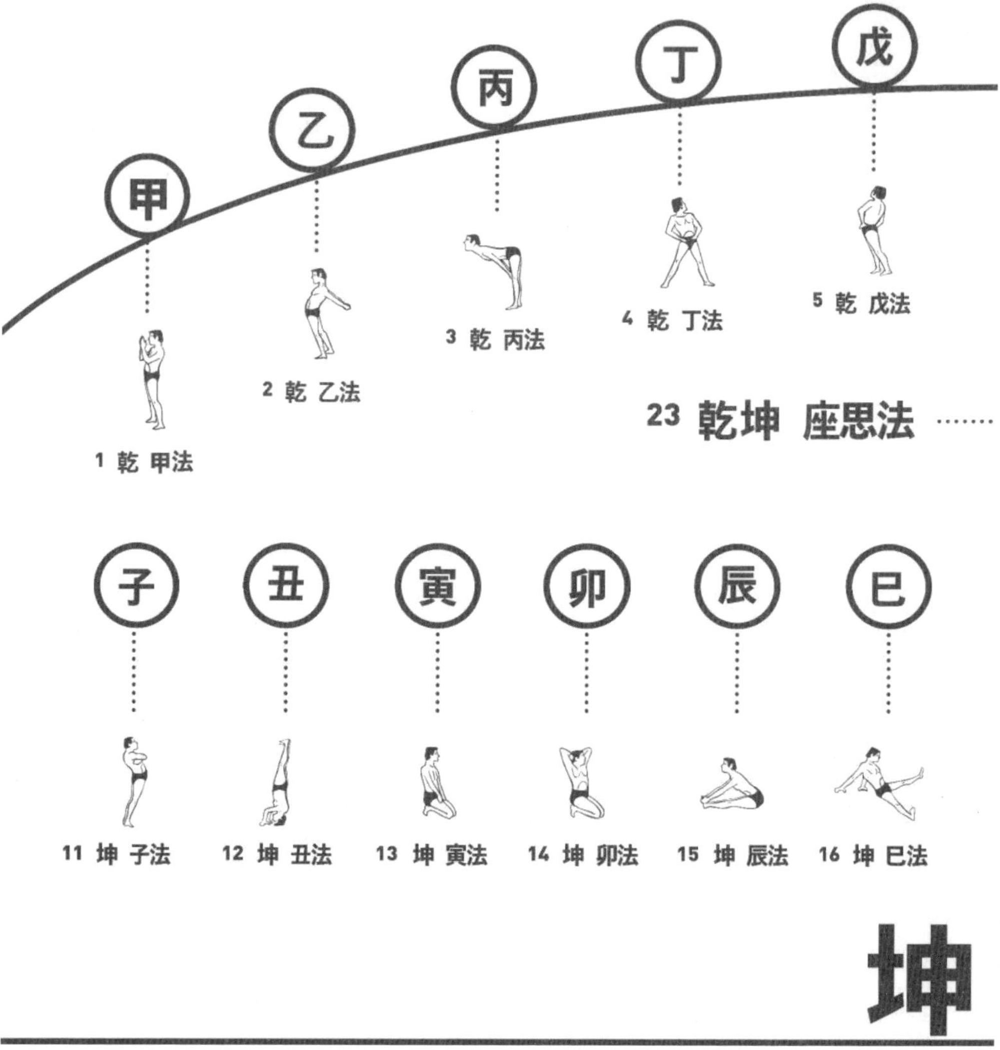

甲   乙   丙   丁   戊

1 乾 甲法   2 乾 乙法   3 乾 丙法   4 乾 丁法   5 乾 戊法

23 乾坤 座思法

子   丑   寅   卯   辰   巳

11 坤 子法   12 坤 丑法   13 坤 寅法   14 坤 卯法   15 坤 辰法   16 坤 巳法

坤

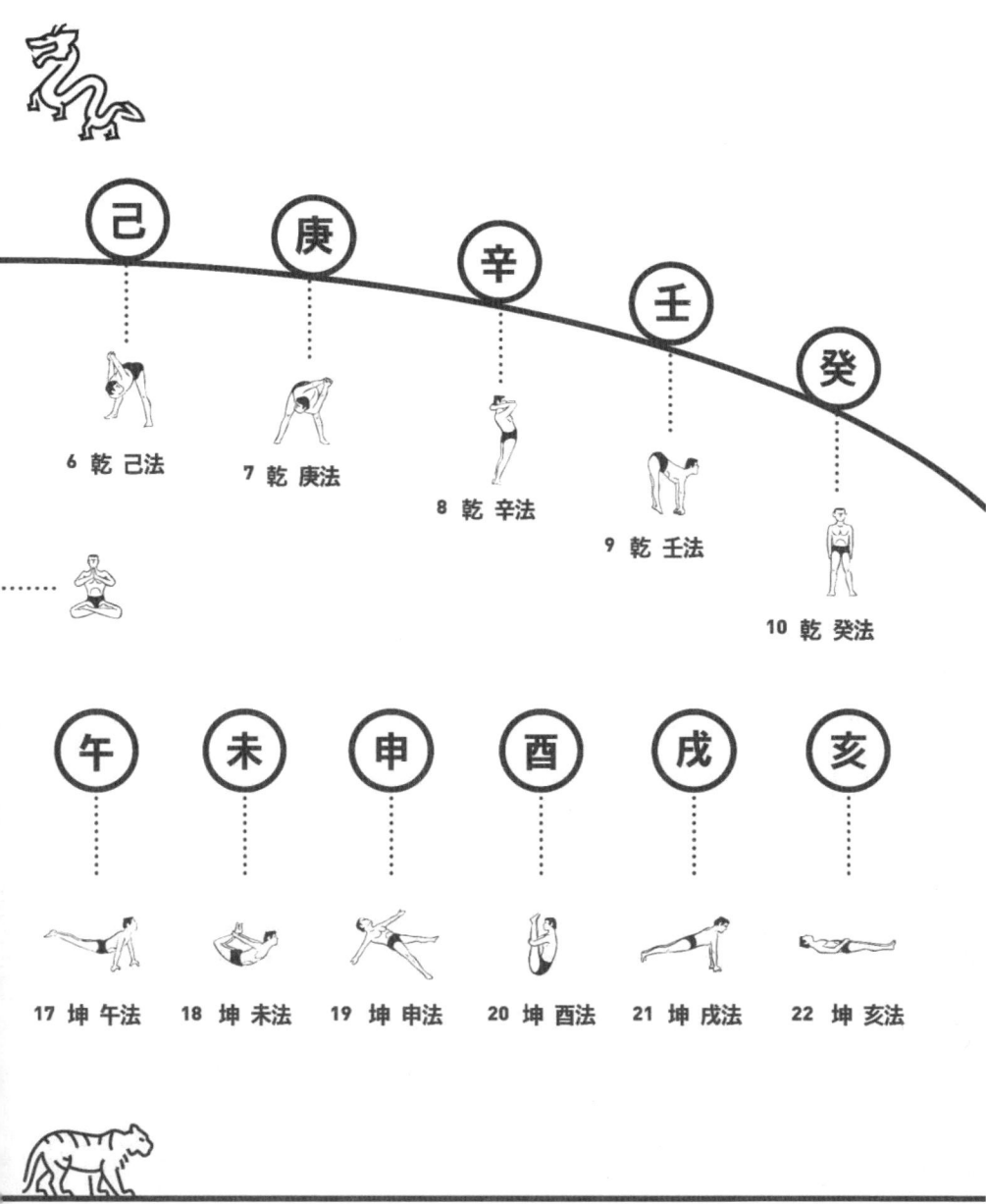

출처: 국선도 1,2,3권 (청산선사 저)

元氣丹田行功法理圖

本法	24절기		別法	1年	2年	3年	4年	5年	6年	7年	8年	9年	10年	11年	12年
一身法	입춘 (立春) 우수 (雨水)	봄	1月	元 원법	亨 형법	活 활법	體 체법	己 기법	丹 단법	田 전법	赤 적법	光 광법	根 근법	蒼 창법	
正心法	경칩 (驚蟄) 춘분 (春分)		2月	地 지법	生 생법	中 중법	救 구법	蒼 창법	氣 기법	主 주법	旺 왕법	揮 휘법	無 무법	高 고법	
身心法	청명 (淸明) 곡우 (穀雨)		3月	覺 각법	平 평법	樂 낙법	前 전법	本 본법	江 강법	檀 단법	訂 정법	能 능법	機 기법	花 화법	
忍心法	입하 (立夏) 입하 (立夏)	여름	4月	破 파법	坤 곤법	黃 황법	當 당법	穹 궁법	明 명법	光 광법	發 발법	源 원법	來 내법	竹 죽법	
破心法	망종 (芒種) 하지 (夏至)		5月	日 일법	用 용법	曉 효법	本 본법	永 영법	眞 진법	貴 귀법	公 공법	事 사법	司 사법	涼 양법	
轉心法	소서 (小暑) 대서 (大暑)		6月	忍 인법	晴 청법	義 의법	仁 인법	禮 예법	性 성법	品 품법	至 지법	去 거법	昌 창법	香 향법	
解心法	입추 (立秋) 처서 (處暑)	가을	7月	解 해법	知 지법	鐵 철법	玉 옥법	銀 은법	形 형법	象 상법	包 포법	安 안법	前 전법	今 금법	
休心法	백로 (白露) 추분 (秋分)		8月	轉 전법	回 회법	進 진법	連 연법	庭 정법	校 교법	見 견법	平 평법	同 동법	曲 곡법	炳 병법	
動心法	한로 (寒露) 상강 (霜降)		9月	作 작법	分 분법	化 화법	華 화법	結 결법	落 낙법	回 회법	兌 태법	無 무법	零 영법	虛 허법	
合心法	입동 (立冬) 소설 (小雪)	겨울	10月	休 휴법	行 행법	全 전법	耳 이법	問 문법	焄 훈법	君 군법	巴 파법	忍 인법	功 공법	表 표법	
一觀法	대설 (大雪) 동지 (冬至)		11月	念 염법	視 시법	聽 청법	目 목법	眼 안법	箕 흥법	丸 환법	靈 영법	思 사법	想 상법	移 이법	
事理法	소한 (小寒) 대한 (大寒)		12月	空 공법	理 이법	通 통법	神 신법	經 경법	直 직법	恍 황법	魂 혼법	理 이법	水 수법	想 상법	

	14年	15年	16年	17年	18年	19年	20年	21年	22年	23年	24年	25年	26年	27年	28年	29年	30年
법	小 소법	開 개법	總 총법	直 직법	龍 용법	乾 건법	月 월법	谷 곡법	德 덕법	銀 은법	佛 불법	海 해법	雙 쌍법	通 통법	金 금법	白 백법	仙 선법
中	格 격법	度 도법	曹 조법	寺 사법	鍾 종법	窟 굴법	輪 윤법	養 양법	普 보법	蓮 연법	鶴 학법	星 성법	壽 수법	崇 숭법	區 구법	般 반법	貞 정법
	美 미법	案 안법	寂 적법	照 조법	奉 봉법	誠 성법	野 야법	通 통법	竿 간법	腎 신법	別 별법	到 도법	林 임법	能 능법	岩 암법	論 논법	牛 우법
	大 대법	正 정법	往 왕법	華 화법	峴 현법	泉 천법	觀 관법	句 구법	潭 담법	弘 홍법	基 기법	恩 은법	舊 구법	觀 관법	珠 주법	伽 가법	加 가법
	查 사법	料 요법	陳 진법	然 연법	雲 운법	倉 창법	葛 갈법	登 등법	迎 영법	甘 감법	取 취법	臟 장법	雀 작법	方 방법	新 신법	開 개법	始 시법
	人 인법	加 가법	寬 관법	扶 부법	皇 황법	紙 지법	細 세법	望 망법	敬 경법	察 찰법	景 경법	妙 묘법	維 유법	楊 양법	淨 정법	豆 두법	藥 약법
	脾 비법	近 근법	芳 방법	尺 척법	都 도법	郡 군법	舍 사법	證 증법	番 번법	菊 국법	器 기법	蓋 개법	豐 풍법	廣 광법	吊 조법	床 상법	精 정법
	肝 간법	取 취법	芙 부법	院 원법	師 사법	明 명법	教 교법	珠 주법	所 소법	兩 양법	半 반법	尙 상법	興 흥법	滿 만법	瑞 서법	田 전법	孟 맹법
	府 부법	單 단법	在 재법	棗 조법	庵 암법	甲 갑법	升 승법	遠 원법	梧 오법	梨 이법	業 업법	烏 오법	飛 비법	郎 낭법	昭 소법	斗 두법	穴 혈법
	成 성법	金 금법	束 속법	津 진법	懸 현법	襄 양법	杏 행법	享 향법	項 항법	邪 사법	丁 정법	橫 횡법	錦 금법	希 희법	朋 붕법	愛 애법	越 월법
	英 영법	反 반법	沃 옥법	儀 의법	接 접법	界 계법	畓 답법	赤 적법	同 동법	黃 황법	玄 현법	蒼 창법	梅 매법	友 우법	老 노법	峰 봉법	浦 포법
	長 장법	視 시법	忠 충법	池 지법	台 태법	乘 승법	雙 쌍법	來 내법	川 천법	籠 농법	溫 온법	岳 악법	牙 아법	燕 연법	濟 제법	涼 양법	村 촌법

출처: 국선도 1,2,3권 (청산선사 저)

元氣丹田行功法理圖

本法	24절기		別法	1年	2年	3年	4年	5年	6年	7年	8年	9年	10年	11年	12年
一身法	봄	입춘(立春) 우수(雨水)	1月	元法	亨法	活法	體法	己法	丹法	田法	赤法	光法	根法	蒼法	眉法
正心法		경칩(驚蟄) 춘분(春分)	2月	地法	生法	中法	救法	蒼法	氣法	主法	旺法	揮法	無法	高法	幷法
身心法		청명(淸明) 곡우(穀雨)	3月	覺法	平法	樂法	前法	本法	江法	檀法	打法	能法	機法	花法	執法
忍心法	여름	입하(立夏) 입하(立夏)	4月	破法	坤法	黃法	當法	穹法	明法	光法	發法	源法	來法	竹法	目法
破心法		망종(芒種) 하지(夏至)	5月	日法	用法	曉法	本法	永法	眞法	貴法	公法	事法	司法	凉法	湿法
轉心法		소서(小暑) 대서(大暑)	6月	忍法	晴法	義法	仁法	禮法	性法	品法	至法	去法	昌法	香法	外法
解心法	가을	입추(立秋) 처서(處暑)	7月	解法	知法	鐵法	玉法	銀法	形法	象法	包法	安法	前法	今法	祕法
休心法		백로(白露) 추분(秋分)	8月	轉法	回法	進法	連法	庭法	校法	見法	平法	同法	曲法	炳法	筧法
動心法		한로(寒露) 상강(霜降)	9月	作法	分法	化法	華法	結法	落法	回法	兌法	無法	零法	虛法	又法
合心法	겨울	입동(立冬) 소설(小雪)	10月	休法	行法	全法	耳法	問法	熟法	君法	巴法	忍法	功法	表法	還法
一觀法		대설(大雪) 동지(冬至)	11月	念法	視法	聽法	目法	眼法	筴法	丸法	靈法	思法	想法	移法	後法
事理法		소한(小寒) 대한(大寒)	12月	空法	理法	通法	神法	經法	眞法	恍法	魂法	理法	水法	想法	原法

14年	15年	16年	17年	18年	19年	20年	21年	22年	23年	24年	25年	26年	27年	28年	29年	30年
小法	開法	總法	直法	龍法	乾法	月法	谷法	德法	銀法	佛法	海法	雙法	通法	金法	白法	仙法
格法	度法	豊法	寺法	鍾法	窟法	輪法	養法	普法	蓮法	鶴法	星法	壽法	崇法	區法	般法	貞法
美法	寨法	寂法	照法	奉法	誠法	野法	通法	竿法	胃法	別法	到法	林法	能法	岩法	論法	牛法
大法	正法	往法	華法	峴法	泉法	觀法	句法	潭法	弘法	基法	恩法	舊法	觀法	珠法	伽法	加法
查法	料法	陳法	然法	雲法	倉法	葛法	登法	迎法	甘法	取法	讓法	雀法	方法	新法	開法	始法
人法	加法	寬法	扶法	皇法	紙法	細法	望法	敬法	察法	景法	妙法	維法	楊法	淨法	豆法	藥法
脾法	近法	芳法	尺法	都法	郡法	舍法	證法	普法	菊法	器法	蓋法	豊法	廣法	吊法	床法	精法
肝法	取法	芙法	院法	師法	明法	敎法	珠法	所法	雨法	半法	尙法	興法	滿法	瑞法	田法	孟法
府法	單法	在法	棗法	庵法	甲法	升法	遠法	梧法	梨法	業法	烏法	飛法	郞法	昭法	斗法	穴法
成法	金法	東法	津法	懸法	襄法	杏法	享法	項法	邪法	丁法	橫法	錦法	希法	朋法	愛法	越法
英法	反法	沃法	儀法	接法	界法	省法	赤法	同法	黃法	玄法	蒼法	梅法	友法	老法	峰法	浦法
長法	視法	忠法	池法	台法	乘法	雙法	來法	川法	龍法	溫法	岳法	牙法	燕法	濟法	凉法	村法

출처: 국선도 1,2,3권 (청산선사 저)

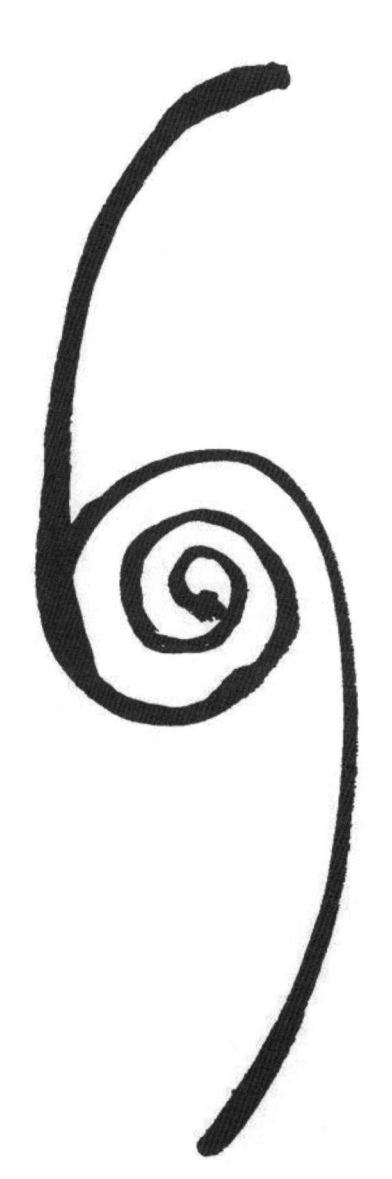

밝돌법의 운기運氣 유기법流氣法의 의미

수련장에서 수련한지 2~3년쯤이 되면
대부분 지도자로부터 "단전호흡하며
하단전에 기운을 돌돌 말며 숨쉬기하라"는
얘기를 듣게 된다.

좀 더 나가서는 임맥과 독맥이라고 하는
우리 몸속 기운의 흐름을 표현하는
몸통 앞면과 뒷면의 기운 도로와,
12경, 14경, 365경이라 하여
손발의 사지로 연결되고 전신에 퍼져 있는
기운 도로에 대한 설명을 듣고
운기運氣를 해보라는 말을 듣게 된다.

하지만 일반 사회인들 입장에서는
운기運氣가 무슨 뜻이고 어떤 가치가 있는지
그 중요성을 간과하거나 그냥 지나치기 일쑤이다.

해도 잘 안되기도 하고,
운기運氣 하지 않고 단전호흡만 해도
몸이 좋아지고 긍정적인 변화가 일어나기 때문에
굳이 할 필요가 없다고 느껴진다.

현대인 대부분이 그러한 분위기이기 때문에
지도자 또한 그러려니 하고 넘어간다.

하지만 전통적으로 밝돌법 숨쉬기에서
운기運氣는 매우 중요한 것이고
밝 받는 법 밝돌법의 정통대로
운기運氣 유기법流氣法을 수련하는 것이
매우 중요하다.

누구에게나 익숙한 축구로 예를 들어보겠다.
축구가 무언지도 모르고 경험도 없었던
나라에서 축구 선수를 뽑는다고 해보자.

우선 젊은이들에게 얼마나 빠른지,
얼마나 오래 뛸 수 있는지를 알아보기 위해
달리기를 시켜볼 수 있을 것이다.

빨리 달릴 수 있고 오래 뛸 수 있는 사람은
기본적으로 축구를 잘 할 수 있는 요건을
갖추었다 볼 수 있다.

수련에 필요한 중요한 마음가짐으로
진실한 마음과 하늘에 대효자가 되겠다는
순수한 마음이 필요하다고 했다.
이것은 수련의 기본 자질이 갖추어진 것이라
볼 수 있다.

초보자나 고수나 모두 마찬가지로
진심眞心, 선심善心, 도심道心은 반드시 필요하다.
달리기에 있어 순발력이나 지구력이
이에 해당한다.

하지만 달리기는 축구가 아니다.
축구는 규칙을 정해 공을 가지고 경기장 안에서
골대에 공을 넣는 게임이다.

수련에서는 이 축구공이 숨쉬기이다.
단전호흡이란 얘기다.

축구 경기에서 축구공이 없으면 축구라
할 수 없다.
밝돌법에서는 숨쉬기 수련이 없이는
밝돌법이라 할 수 없다.

축구공을 다루기 위해 기본적으로 달리기를
잘해야 하듯 숨쉬기 수련하기 위해서는
선심善心, 진심眞心, 효심孝心, 도심道心의
마음가짐이 기반이 되어야 한다.

축구공에도 공을 다루는 기본 기술에서부터
수많은 고급 기술이 있다.
그 기술을 익히고 경기 중에 이를 자연스럽게
쓸 수 있어야 한다.
습관을 들이고 본성이 되도록 해야만
경기 중에 기술을 잘 쓸 수 있다는 것이다.

단전호흡 역시 습관을 들이고,
본성으로 될 수 있어야 한다.
밝돌법의 숨 쉬는 방법도 처음부터 끝까지
숨 쉬는 법을 중심으로 닦아 나가는 것이다.

축구공을 다루는 데 여러 다양한 기술이 있듯이
호흡법 또한 여러 변화를 주며 깊이 들어간다.

단전호흡부터 익히고 내 것으로 만들고 나면
조식호흡, 자연호흡, 화기호흡, 대기승출입호흡,
합기호흡, 조화호흡, 기공호흡 순으로
한 단계 한 단계 수련의 깊이가 더해갈수록
숨 쉬는 법도 더욱 깊어진다.

호흡이 깊어지려면 숨 쉬는 법을 때에 맞추어
변화를 주어야 깊어진다는 의미도 있다.

밝돌법의 단전호흡은 보통 1년에서 3년이면
모두 익힐 수 있다.
그 후부터는 호흡을 변화시켜 발전시켜야 한다.
물론 제대로 체득이 되어 있어야 변화를 줄 수
있다.

축구 경기를 보면 유소년 경기, 성인 경기,
아마추어, 프로 경기가 모두 다르다.
기술의 차이가 모든 부분을 다르게 만든다.

수련도 호흡의 차이에 의하여 법수가 달라진다.

호흡은 마음으로 잡아 자리 잡게 할 수 있다.
마음은 호흡으로 잡을 수 있다는 얘기이다.

마음공부는,
무심無心이니, 공심公心이니, 진심眞心이니 하는
어떤 마음일지라도 모두 호흡의 끝자락에
매달려 있기 때문에 호흡을 통하면
마음을 잡을 수가 있다.

하지만 마음의 실체를 느낄 뿐
자유롭게 쓸 수 있게 되는 것은 아니다.

마음을 자유롭게 쓸 수 있으려면
마음의 흐름과 같이하는 기운의 흐름을
볼 줄 알아야 한다. 그 기운을 보고,
다시 물고기를 잡듯이 낚아채듯 해야 하고
양손을 모아 조심히 물을 뜨듯 해야 한다.

기운 가는 곳에 마음이 가고,
마음 가는 곳에 기운이 간다.

이 기운을 다스리는 방법을
운기運氣 유기법流氣法이라 한다.

밝돌법의 운기運氣 유기법流氣法은
축구 경기에서 평소 익혔던 고급 기술을 가지고
축구공을 움직여 실제로 골을 넣는 것과 같다.

골을 넣는 희열은 넣어본 사람만이 안다.
밝돌법 숨쉬기의 유기법流氣法 또한
제대로 해본 사람만이 그 진실에 대해 알 수 있다.

기운의 움직임은 마음 에너지가 움직이는 것이고
더 나아가 몸의 에너지도 합류하고,
몸과 마음의 에너지가 합일하여 움직이게 되는
것이다.

숨쉬기 공부의 첫걸음은 단전호흡이다.

단전호흡을 통하여 기본을 익힌 후에
조식호흡, 자연호흡, 화기호흡을 통하여
거듭 발전시켜야 한다.

우주와 상상을 초월하여 연결되어 있는
우리의 몸이라는 초정밀 아테나를
정말로 완벽한 초정밀 안테나로 만드는 것이다.
이 과정을 정각도精覺道 과정이라 하는 것이다.

수련의 목표를 축구로 비유해서 얘기해보자면,
축구의 목표는 골을 넣는 것이다.

골을 넣으려면 축구공을 가지고
다양한 기술을 습득해 여러 명의 선수와
하나처럼 움직여야 한다.
우리 몸 구석구석 모든 세포까지 하나가 되어
움직여줘서 경기중에도 구동되도록 해야 한다.

이런 과정 없이,
축구를 한다고 하면서 달리기만 한다든지,

고급 기술을 익히지 않고
공만 주거니 받거니 하다 보면
시간이 흘러 세월만 좀먹게 된다.

삶의 길을 가면서 누구나,
삶의 의미를 깨닫고,
생명이 어디서 왔다가 어디로 가는지,
어떻게 살아야 하는지 궁극적으로 연구하고
탐방하여 깨닫기 위해서는 골을 넣어야 한다.

골을 넣기 위해서는 운기하는 유기법을
올바로 익히는 것이 중요하다.

하지만 현대인들의 생활을 보면,
반드시 축구를 하지 않더라도 문제가 없다.
깊은 삶의 철학이나 깨우침이 없어도
살아가는 데 있어 별문제가 되지 않는다.
그래서 굳이 고급 기술을 필요로 하지 않는다.
그저 일상생활에 필요한 건강한 신체,
건전한 마음 정도만 갖추어도 충분하다고 본다.

그래서 기본적으로 달리기에다 숨쉬기하는 정도,
축구공을 가지고 간단히 놀 수 있는 정도까지만
습관화가 되어도 충분하다고 보는 것이다.

하지만 삶의 의미를 깨닫고
우주관과 세계관과 인생관이 바로 서려면
골을 넣어야 한다.

밝돌법에서 전통적으로 전수되어 온
정통 숨쉬기법의 원칙을 다시 강조하자면,
정각도 단계가 육체적 단계라 하지만,
실제는 육체를 통하여 마음을 잡아내는 과정이다.

그 모습이,
가장 기본인 단전호흡으로부터 시작하여
조식호흡과 자연호흡으로 승화되면서
숨쉬기의 순행적 흐름으로 나아가게 되는 것이다.

기운은 살아있기 때문에 움직임이 있고
흐름이 있게 되어있다.

수련하다가 기운의 흐름에 대해
서로 얘기할 때 보면,
동방 의학에서 쓰는 경혈도經穴圖를 가지고
얘기하는 것을 보곤 한다.

동방 의학에서 말하는 것과 분명 유사하게
보이고 겹치는 부분도 있기는 하지만
수련에서 얘기하는 기운의 흐름에 관해서는
이와 매우 상이한 부분이 분명히 존재한다.

혹자들은 밝돌법 교재에도 경혈이 나와서
이를 한의적으로 해석하여 음경, 양경 등
기운의 변화를 동방의학 상식을 기준으로 삼아
이해하고 수련하곤 한다.

하지만 한마디로 얘기하면,
기운의 통로라는 것이 어떤 관처럼 있는 것이
아니다.

무형의 기운을 유형의 기운처럼 생각하면,
무슨 액체처럼 생각하여 어떤 관을 통해

흘러가고 흘러오는 것처럼 생각할 수도 있겠지만
근본적으로 다른 것이다.
인식이 잘못된 것이다.

하단전 자리도 무슨 혈자리처럼 지정하곤 하는데,
하단전 자리에 어떤 항아리 통이 있어
그곳에 물이 차듯 기운이 채워지는 것이 아니라
기운이 안개처럼 구름처럼 하단전 주위를
감싸고 있는 것이다.

돌단자리(단전자리)호흡을 하면 할수록
그 기운이 작게 크게 응축하는 것이지
물을 채워 넣듯이 되는 것이 아니다.

이런저런 말들 모두가 하복부의 하단전으로
의식을 집중하기 위한 방편으로 했던 것들인데,
요즘은 그게 마치 단전자리 잡는 정석으로
변형되어 잘못된 인식으로 자리 잡아 버렸다.

하지만 기운이란 말 그대로
보이지 않고 잡히지 않는 기체이다.

눈에 보이는 안개 같지만
그렇다고 안개처럼 보이지도 않는다.

기운은 어떤 관을 통해 움직이지 않는다.
모든 물질을 통과하고 막힘이 없이 움직인다.

우리는 보이는 것을 물질이라고 하고,
보이지 않는 것을 없다, 또는 비물질이라고 한다.
하지만 안 보인다고 해서 생명이 없는 것이
아니다. 안 보이는 것이 모여 보이는 것이
된 것이다.

그것이 실체이다. 그래서 수도 세계에선
안 보이는 것도 물질처럼 여긴다.

우리의 몸을 구성하고 우주를 구성하는 것은
눈에 보이지 않는 미세한 소립자들이다.

보이는 물질은 눈에 안 보이는 소립자들로
형성된 물질이다.

이를 동방의 음양학陰陽學으로 밝혀보면
음陰은 양陽이 필요하고 양陽은 음陰이 필요해서
음양陰陽이 합실合實하면 음양이 합실된
새 생명이 탄생하게 된다.

생명은 형체가 있는 물질로 이루어진다.
생명이 탄생하려면 물이 있어야 한다.
지구도 곳곳에 물이 존재한다.

물은 음이다.
음은 양을 원한다.
양은 태양의 빛이다.
빛의 최소 단위인 광자光子의 형태로
지구촌 곳곳에 양이 내리쬐게 되면
음인 물과 하나가 되어 새로운 생명체가
태어난다.

우리의 몸도 예외는 아니다.
우리 몸의 수水기운은 신장에 있고
(수水는 음陰이다), 신장에 의지하여
존재하는 것이 아랫단 기운이다.

이를 하단전下丹田이라 한다.
태양의 양陽의 에너지인 소립자 광자들은
마시는 공기를 통하여 몸속에 그대로 들어와
하복부에 음陰의 기운인 수水의 기운과 합일된다.
이를 음양이 합실한 하나의 기운,
즉 일기一氣라 하는 것이다.

그래서 예부터 하단전 자리를
천지지시天地之始라 했던 것이다.
하늘과 땅의 시작점이자 생사의 출발점이고,
우주의 원리가 여기에 담겨있다는 것이다.

한마디로 우주의 꽉 차 있는,
본래의 나를 만든 그 참다운 에너지,
우리의 몸도 마음도 정신도 만든 그 에너지를
불러들여 모아내고 축적 시키는 것이
단전호흡법이다.

그래서 실제로 운기를 하면,
음경이나 양경의 통행로와 같은 길이 아니라,
마음 가는 대로 기운의 에너지가 흘러가게 된다.

이런 과정을 점차 단계를 높여가면서 습득하며
몸과 마음으로 우주 기운 에너지를 내 몸에
상통相通시켜나가게 되는 것이다.

그러면 우리가 왜 이렇게 운기運氣 유기법流氣法을
수련해야 하는지 분명히 알아야 한다.

운기를 통하여 특별한 힘을 만들고
초인적 능력을 계발하려는 것이 아니다.
유기법은 마음공부와 직결되는 실마리이다.
정각도 단계에서 운기란,
마음을 잡아내는 연습을 하는 것이다.
그만큼 운기는 매우 중요한 것이다.

골대에 골을 넣지 못하는 축구 경기에서
화려한 기술은 아무 소용이 없다.

수련에서 골을 넣는다는 것의 의미는,
수련을 통해 내 마음과 내 영혼을 자리 잡아,
우주정신과 다시 함께하여 자연의 순리대로
자연인이 되어 삶의 실체, 본체를 바로 알고,

바르게 살아가며 정명완수 하는
참다운 사람이 되는 것을 말한다.

그래서 운기하는 유기법은
어떤 길을 외우고 익히는 것과 다르다.

마음 가는 데 기운이 오고
기운 가는 데 마음이 오는 원리를 체득하고
더 깊이 나의 본체로 들어가
다시 우주와 연결해보는 시도가 곧 운기하는
이유이다.

이것이 완전히 습득되어야
진기단법에서 나의 마음의 본체인 기운을 모아
분심으로 만들어내는 영체 공부의 수련으로
들어갈 수 있는 것이다.

운기 유기법에 대해서는 기초부터 단계적으로
"청산 속에서 청산을 보니 비로소 비경이로다."에
자세하게 밝혀 놓았다.

밝돌법의 운기 유기법은
정통적으로 전수되어온 것을 그대로 할 때와
안 할 때에 있어 결과적으로 상당한 차이가 있다.

마음의 심력心力 또한 다르게 나타난다는 것을
자인 자득하게 된다.

운기는 마음을 다스리는 법이다.
강한 마음, 고상한 마음, 깊은 마음, 넓은 마음을
고루 갖추려면 바른 숨쉬기를 통하여
운기를 하여야 한다.

운기를 할 줄 모르면 마음공부의 깊이에
더 들어가기 힘들고 수련의 깊이도 깊어질 수가
없다.

운기는 기운의 움직임을 조절하고 조정하는
것이다. 이는 내 마음을 내가 움직이고 조절,
조정하는 참다운 주인이 된다는 의미이다.

정각도에서는 운기의 길수를 익히고
통기법의 진기단법부터는 오로지
운기조식運氣調息하는 수련이 모두인 것이다.

그만큼 운기조식運氣調息하는 법은
도의 문을 여는 매우 중요한 관문이다.
마음을 열지 못하고 본체를 움직이지 못한 채
도의 문을 열 수는 없다는 것이다.

몸을 잘 다스리는 조신調身 정체正體의 과정을
거치면서 진체眞體로 진입해야 하고,
호흡을 잘 다스리는 조식調息 정식正息의 과정을
거치면서 진식眞息으로 진입해야 하고,
마음을 잘 다스리는 조심調心 정심正心의 과정을
거치면서 진심眞心으로 진입해야 한다.

여기서 모두를 하나로 합하여 하나 되게 하는
것이 바로 운기 유기법이다.
하나로 조화시키려면 운기를 해야 한다는 것이다.

운기유기법을 바르게 하려면
숨쉬기, 몸 움직임, 바른 마음이 하나로
통일적 작용이 일어나야 운기가 되는 것이다.

그래서 밝돌법에서는 운기유기법이
중요한 것이다.

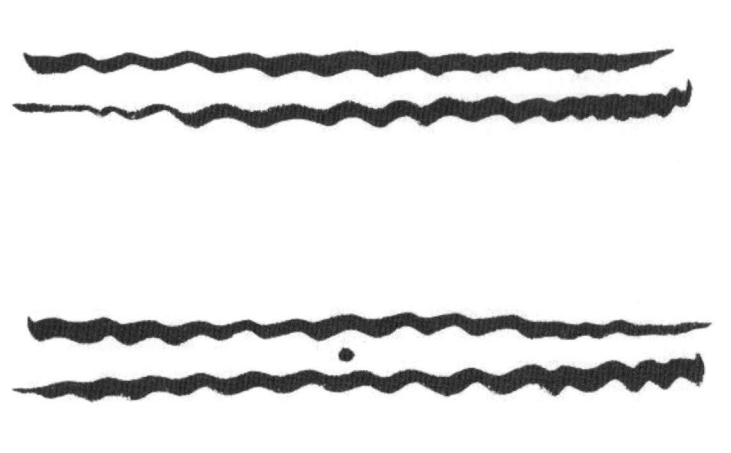
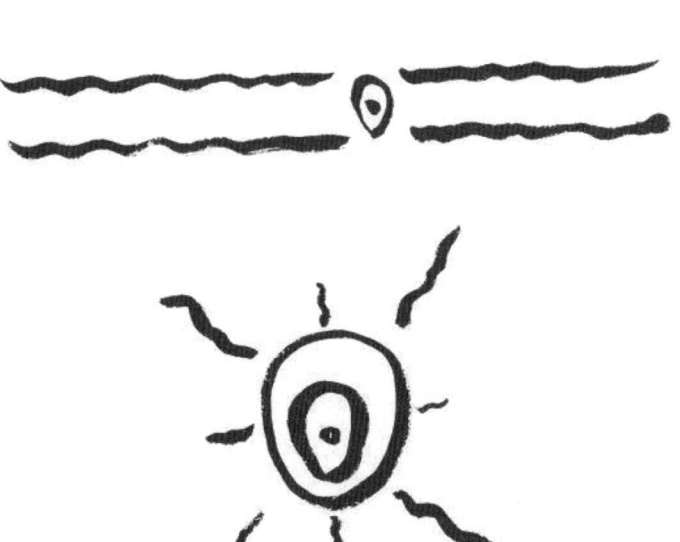

기운을 모아내고 담아내는
축기 과정의 정수

축기蓄氣란 한마디로
기를 모아내고 축적하는 것이다.

기운을 모아내는 방법은 같다 하더라도,
사람마다 타고난 성품과 내재된 심리,
건강 상태 등 몸과 마음이 모두 다르기 때문에
축적되는 기운의 정도에 차이가 나게 되어 있다.

또한 숨쉬기를 얼마나 자연의 원리에 맞게,
법리에 순응해서 따라 하고 리드해가느냐에 따라
모든 것에 정도의 차이가 나게 되어 있다.

그럼에도 불구하고 수련하는 모든 사람이
공통으로 알고 있어야 하는 기본 법칙이면서
반드시 기준이 되어야 하는 원리를
축기의 관점에서 정리해보고자 한다.

어려운 말을 뒤로하고
익숙한 일상에서의 예를 들어 정리해본다.

누구나 태어나면서 대소 차이는 있지만
대부분이 건강한 생명체이자
하나의 완성된 그릇의 몸을 가지고 탄생한다.

하지만 우리가 성장하면서
고된 삶을 살아가며 몸과 마음은 다치고 깨지고,
스트레스와 과중한 업무에 시달리다가
마치 조각이 나는 것처럼
몸과 마음의 조화가 깨지고 만다.

몸이란 스스로 회복하고 복원하는 기능을
갖추고 있기는 하지만
우리가 자연에 역행하며 살다 보니
그 복원 기능이 제대로 발휘하지 못하고
너무 무리한 나머지 회복이 어려워
그저 깨진 채로, 분리된 채로 연명하며 살아간다.

대부분의 현대인들이 이러한 상태에 있다고 본다.

이 모습을 그릇에 비유해보자.
여기 국사발 모양의 사기그릇이
하나 있다고 치자.

이 국사발은 50조각으로 깨져 있다.
그리하여 국을 담으려야 담을 수가 없다.
국을 담으려면 조각조각 깨진 파편들을
각각 제자리에 딱딱 맞추어 붙여야 한다.

사기 조각의 면과 면이 닿는 곳을
좋은 풀을 가지고 미세하게 맞추어야 한다.
파편 조각들은 그 순서나 모양이
각각의 갖춤을 가지고 있어
서로가 순서 있게 맞추어 나가야
50조각이 모두 맞게 되어있다.

조각과 조각을 붙일 때도
고요한 마음으로 차분히 잘 붙여야
틈이 생기지 않아 나중에라도 물이 새지 않는다.

모든 행동과 마음 자세가 정적이고 고요해야
모든 조각이 제자리를 잘 찾는다.

이 파편의 조각들을 다 찾아내
제자리에 붙이고 나면
비로소 중앙오십토단법의 그릇이 만들어진다.

이제 이 그릇에 물을 채우면 채워진다.
물이 새지 않는 튼튼한 국사발이 완성되려면
조각을 붙일 때 얼마큼의 정성과 정확성을
기했는가에 따라 그 결과가 나타난다.

대게 사회에서는 중기단법 동작을 익히고 나면
건곤단법 수련으로 바로 넘어가고 하는데
물론 현대인들의 바쁜 사회생활이
그런 상황을 만들기는 했지만
그리되면 생명을 충익하게 하는 시간마저 없는
아쉬움이 크지 않을 수 없다.

동작을 다 익히고 나면 그때부터는
이제 진정한 수련이 들어가는 것인데 말이다.

50개의 파편으로 깨진 그릇의 조각들을
하나하나 다 붙이고 나면
바로 이어서 건곤단법의 23조각을
바로 붙이는 것이 아니라,

중기단법의 50 조각을 붙인 그릇에
국도 뜨고 물도 뜨고 하며 매일매일 사용하면서
이 그릇에 물이 새지는 않는지,
조각들이 다시 안 떨어지고 잘 붙어있는지,
다시 깨지지 않게 하나의 몸체로
견고하게 잘 다져 나가야 한다.
매일매일 확인하며 사용해 보아야 한다.

이 모습은 곧 매일 수련하는 모습이다.

이런 상태가 반복되고 습관화되고
습관이 반 본성으로 될 때까지 지속한 후에야
다음 단계로 넘어가는 것이
가장 이상적인 것이다.

떨어진 조각 하나하나를 붙이면서도
축기가 되고는 있지만
모든 조각을 붙이고 나서 그릇이 완성된 후에
그때부터 진정한 축기가 되기 시작하는 것이다.

축기는 원래가 행공을 익힌 후
단전행공 수련을 통하여 절로 되는 것이다.
정각도 과정 자체가 정각의 도를 익혀 나가며
기를 축적시키고 대자연과 상통하는 생명체로
만들어 나가는 기초공사인 것이다.

정각도 과정에
중앙오십토의 50 단전행공 단법의 축기가 있고,
건곤 천간지지의 23 단전행공 단법 축기가 있고,
원기의 우주적 360도 단전행공 단법 축기가
있는 것이다.

이 과정에서 절로 이루어지는 것이
축기의 정수이다.

현대인들의 생활 환경이 수련에 전념할 수 없는
관계로 부족한 채 승단할 수밖에 없다.
그래서 별도로 보충하는 과정을 두게 된 것이다.

원기단법을 마친 후
일정 시간 동안 축기 과정을 두어
수련을 보충하게 만든 것이
현대인들을 위해 제도화해 있다.

축기란 결국
기를 축적하기 위해서 그릇을
견고히 다져서 해야 하는 것이다.

그릇을 만드는 과정이
곧 행공을 통해서 완성되는 것인데
행공 동작 하나하나가
그 순서와 원리에 부합되게 해야 하고
행공과 행공의 연결 또한 간과해서는 안 된다.

조각들이 서로 하나가 될 수 있게
이음새를 잘 부착해야 하는 것처럼
행공의 자세 또한 연결이 자연스럽게 될 수 있게
천천히 고요하게 연결해야
조각이 잘 붙는 상황이 작동되는 것이다.

곧 여러 행공자세가
하나의 물결의 파동이 일어나는 것처럼
모두 연결되어 하나처럼 움직일 때
그릇이 완성되어 기를 축적시킬 수 있고
모아낼 수 있게 되는 것이다.

그릇을 만들고 완성시키는 최상, 최고의 방법이
곧 행공인 것이다.
행공을 잘 익힌 후 더욱 깊은 수련을 통해
정각도의 그릇이 완성된다.

하지만 아무리 축기가 되어 있다 하더라도
축기만 되어 있는 것은
마치 돈만 모아 놓고 쓰지 못하는 경우나

기름이 많은데 쓰지 못하여
겨울을 춥게 보내는 것이나 다름없다.

이 축적된 기름을 쓰는 방법은
운기를 통하여 터득하게 되어 있다.

그러므로 정각도 단계에서
조금씩 운기의 경험을 숙달시켜야 하고
통기법 단계에서는 운기를 통하여
축기된 기운에 화력을 완전하게 일으켜
그 힘으로 변화시키는 공부를 하게 된다.

정각도 단계에서 기를 축적하는 과정은
나의 몸과 마음의 부족한 것을 채워 넣는 것이고
더욱 튼튼하고 견고하게 만들어내는 과정이다.

그 과정을 단전호흡과 행공을 통해 완성시킨다.

이는 빌딩을 짓는 데 있어 기초 공사 이상으로
중요한 과정인 것이다.

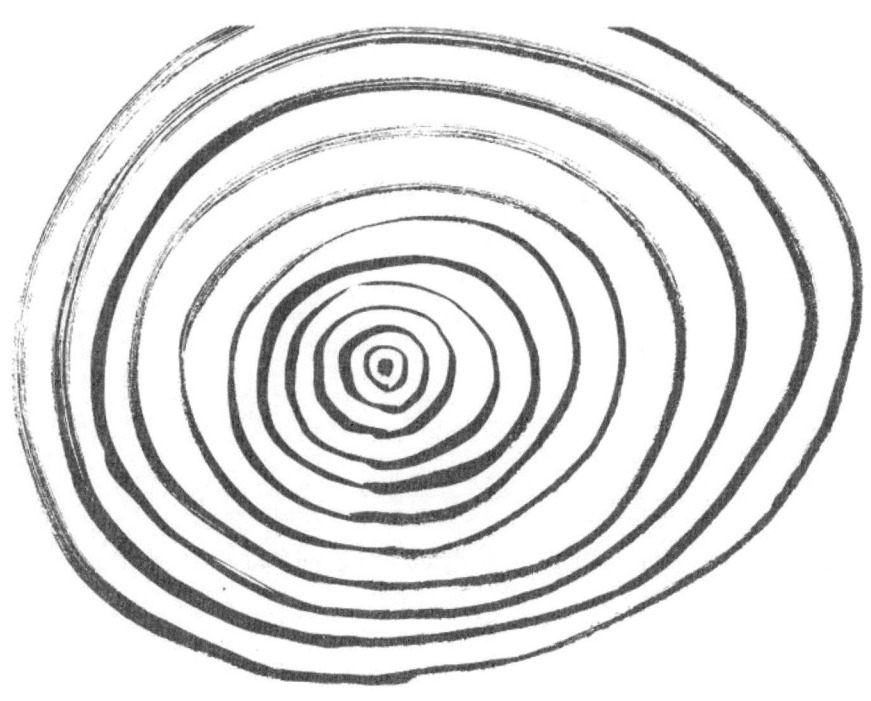

밝돌법 숨쉬기의 단계와 방법

밝돌법에는 9단법이 있고
442개의 행공 자세가 있어
단계적 절차를 밟아 나가면서
수련하게 되어있다.

숨쉬기에도 단계별로 숨 쉬는 방법이 있어
한 단계 한 단계 체득해 나가며
때가 되면 변화에 맞춘 숨쉬기를 해야
밝돌법의 진수를 체득할 수 있다.

이미 수련 단법마다 그 숨 쉬는 법이 녹아 있어
알게 모르게 해당 방법대로 행하고들 있지만,
변화를 모르고 때가 되어
숨 쉬는 방법에 같이 변화를 주지 않으면 안 된다.

이는 마치 자전거를 타다가
모터사이클로 갈아탔는데
아직도 자전거 페달을 돌리는 격이 되는 것이다.

승단함에 따라
자동차에서 비행기로 갈아타고 있는 격인데,
자동차 엔진으로 비행기를 띄우려고 하는 것과
마찬가지 상황이 되면
수련의 깊이를 모르고 지나치게 되어
허송세월만 하게 된다.

누구나 세상에 태어나 삶을 살아가는 동안에는
호흡을 하고 있다.

우리 상식으로 알고 있는 호흡이란,
코로 공기를 마시면 폐로 들어오고,
심장에서 펌프질한 피가 폐에 와서
산소를 받아서 이를 싣고 대동맥을 타고
전신 구석구석까지 갔다가
돌아올 때는 정맥을 통해 돌아오는데
동시에 세포와 장부 등 모든 신체 부위에서 나온
노폐물을 실어 중간에 소변 대변으로 내보내고
다시 폐와 코를 통하여 이산화탄소를 뱉어내는
순환구조로 메커니즘이 기능하고
우리 신체가 움직인다.

그러나 우리 몸은 이렇게 눈에 보이는 기능만
있는 것이 아니다.

육체가 있으면 정신과 마음이 있어
동시에 작용하여 살아가는 것이
우리 인간 생명체이다.

육체 따로 정신 따로 분리해 연구하고 분석하면
마치 동양의 음양의 자연 통합 원리에서
음양을 따로 분리해 편협하게 관찰하게 되는
것이나 다름없다.

음과 양은 하나이다.
하나가 한번은 음으로 한번은 양으로
수시로 변화하는 것이다.

마치 우주에 꽉 들어차 있는 원자를 구성하는
미세 소립자들이 한번은 파장으로 보이고
한번은 입자로 보이듯이
수시로 환경에 따라 변화하게 되어 있다.

우리 몸도 여성성과 남성성을
누구나 동시에 가지고 있는 것이다.
환경에 따라 양면성이
변화하며 나타나는 것이다.

사람들이 수천 년 동안 만들어온
수많은 철학적 논리가
온전하게 발전하지 못한 이유가
동일체가 수시로 변화하는 것을
분리하고 떼어내서 한순간만을 혹은 일부만을
분석하고 이를 획일적으로 사고했기 때문이며,
그래서 현실에서 항상 모순이 생기게 된 것이다.

이렇듯 우리 사회의 전반에 걸친 현상들마저
숨쉬기의 원리가 적용되고 있으며,
이의 모순을 없애야 사회의 많은 것들이
온전하게 창조될 수 있음을 알아야 한다.

밝돌법의 수련 기초는 단전호흡이다.
폐호흡을 단전호흡으로 변화시켜야 한다.

우리의 생명체는
육체가 절로 움직이는 것이 아니라
육체가 에너지를 생산해 내야 한다.

그 에너지를 흡수하고 생산해 내고
전신으로 보내주는 역할을 하는 곳이
하단전下丹田이라는 곳이다.

보이지 않는 것은 보이는 것에 의지하여
살아가는 것이 우주 진리이다.
하단전의 이 보이지 않는 우주 에너지는
양 신장臟腎에 의지하며 존재한다.
그래서 아랫배 깊숙한 곳에
안개처럼 존재하는 것이다.

몸의 골격이 우리를 지탱하고,
그 골격은 다시 핏줄과 근육에 의해 유지되며,
이는 다시 호르몬의 분비와 신경선의 작용으로
인해 우리 몸이 자유자재로 움직일 수 있다.

그 신경 호르몬과 근육의 모든 회로는
뇌에서 컨트롤하게 되어 있다.
뇌가 움직이는 작동 원리는
보이지 않는 아주 적은 양의 전기가 일어나
작동하는 것인데, 이 작은 에너지는
하단전에서 올라온다.
이 에너지가 뇌에서 작동하여
전신을 자유자재로 움직이고 컨트롤하게 된다.
이 에너지의 저장 장소를 단전이라 하는 것이다.

우리 몸에는 세 군데의 단전이 있다.
양 신장 사이의 하단전 下丹田,
대뇌와 소뇌 사이의 상단전 上丹田,
그리고 심장에 의지하는 중단전 中丹田이다.

이렇듯 각 단전 에너지의 저장소마다
서로 다른 역할로 시스템화되어있다.
하지만 우주 대자연의 에너지인
우주정신의 기운이 들어오고 저장되는
근본 자리가 되는 곳은 하단전이며,
하단전이 시작점이다.

단丹은 하늘에서 에너지가 들어온다는 원리로
음양이 합쳐진, 즉 일日과 월月이 합쳐진
글자이다.

그리고 식량 에너지인 곡물이
밭에서 생산되는 것처럼 단丹의 기운이
밭(田)에서 나온다는 원리와 함께,
순수 우리말인 "밝돌"에서
자연의 순환하는 원리인 "돌"의 법칙이
단단하게 자리 잡는 곳을 돌단자리라 불렀다.
그래서 돌단자리를 단전丹田자리라
불렀던 것이다.

단전호흡은 간단하고 단순하다.
우리 몸이 살아있는 작은 세포들로 구성되어
있듯이 그 각각의 세포들은 다시 각각의
살아있는 원자들로 구성되어 있고, 그 원자들은
각각 살아있는 소립자로 구성되어 이 소립자는
수시로 우주의 소립자와 지구의 소립자와
섞이고 교류하고 변화하며 살아간다.
지구촌의 모든 인간과 동식물도 마찬가지이다.

그래서 "너와 나는 둘이 아니다.",
"객체와 전체는 둘이 아니고 하나같다."라고
해왔던 것이다.
"하나이다."가 아니라 "하나같다."라는 것이다.

이것이 호흡의 유래이자 단전호흡의 원리이다.
사람의 생각, 의식은 소립자를 움직인다.
이 의식을 어디에 어떻게 집중하느냐에
따라서 소립자들이 응집되어 움직인다.

몸의 구조에 따라
숨을 마시고 토하고를 반복하되,
의식을 하단전에 집중하면
공기 중의 산소는 폐로 들어가고
우주 에너지는 아랫배로 몰려들게 된다.

천천히 은은하게, 숨을 마시면 배가 나오고
숨을 토하면 배가 들어가게 하면
신체적으로 횡격막이 움직이며
더 많은 양의 공기가 폐로 들어온다.
천천히 고요할수록 많이 들어온다.

이렇게 반복하는 것이 하단전 숨쉬기다.
해보면 알게 된다.
'이럴 수 있겠다, 이럴 것이다.' 하는 것이 아닌
'이것이다.'라고 얘기하는 것이다.
실제적인 체험에서 오는 체득의 방법은
추측이 없다. 오직 체득하며 확인할 뿐이다.

숨 쉴 때 의식하기를,
'한번 호흡할 때 우주의 진실한 에너지가
하단전에 아랫배 가득 들어오고
나갈 때 몸속의 탁한 기운(음식과 생각에서
나온 불필요한 가스)이 다 나간다.'는 생각으로
반복하면 달라진다. 달라지게 되어 있다.

단전호흡이란 사람이 태어나 숨 쉬는 상태에서
정신적 활동을 최대 상태로 끌어올리고
육체적 활동도 최대치로 끌어올려
몸과 마음을 최상의 상태로
자유롭게 활용할 수 있게 만들어내고,
원래 우리 안에 잠재해 있었던 본능을 꺼내서
활용하는 것을 연습하는 것이라 할 수 있다.

지구에는 중력이 존재한다.
우리는 중력에 의한 압력을 받고 태어나고
그 원리에 의해 폐로 숨을 쉬며 살아간다.
산소가 중력을 견디게 하는 근본 원리이다.
늙어 병환이 생긴다는 것은 중력을 견디지 못해
점점 산소량이 줄어간다는 것이다.

우주 에너지 소립자의 자연 분포 원리에 의해
몸과 마음의 에너지 저장소인 하단전의 호흡을
통하여 산소뿐만 아니라 우주 에너지를
충분하게 받아내고 저장할 수 있는 방법이
하단전 호흡인 것이다.

하지만 단전이나 우주 에너지는 보이는 것이
아니다. 안 보이는 것이므로 보이는 신장에
의지해 존재하는 것이다.
새벽 강가의 안개와 같이 뭉게뭉게 존재할
뿐이다.

하지만 말이 말을 낳고 하는 과정에서,
안 보이는 것을 마치 잡히고 만질 수 있는 것처럼
착각하여 자꾸만 하단전이 어떤 특정 부위에,
일정한 장소에 있는 것처럼 얘기하는 습관들이
생겨났다.
그래서 하단전 자리가 여기다, 저기다 하는
이 말 저 말이 생겨난 것이다.

분명하게 말하지만,
어느 한 곳이 하단전 자리가 아니다.
안개처럼 흩어져 있는 것이 수련을 거듭하면서
기운이 응축되면서 짙어지고 꽉 찬 모습으로
변해 가는 것이다.
하지만 액체나 고체로 변하는 것이
아님을 알아야 한다.

우리가 눈에 보이는 육체 중심으로
사고하며 살다 보니,
정신의 작용도 마치 보이는 것을 관찰하고
이해하듯이 생각하는 습관은 조심해야 한다.

숨쉬기에도 절대 해서는 안 되는 호흡이 있다.
바로 조작 호흡이다.

자연 리듬이나 나의 신체적 리듬을 다 무시하고,
마음으로만 인위적으로, 일방적으로,
강제적으로, 강한 의지대로 숨을 쉬는 모습이다.

숨쉬기는 기본이
자연의 품으로 돌아가기 위한 것인데
그 자연의 리듬과 몸의 자연스러운 리듬을
무시하고 욕심으로 작동시키면
반드시 탈이 나게 되어 있다.

무욕無慾은 대욕大慾이 되고,
대욕은 공욕公慾이 된다. 나를 버려야 한다.
사리사욕私利私慾은 소욕小慾이자 사욕私慾이다.
자연을 이탈하는 지름길이다.
점차로 자연의 고아가 될 뿐이다.

정상적인 단전호흡은
생명의 근본 자리를 잘 보존하는 것이고,

우주의 에너지를 충만하게 받아들이는 방법이자
육체에 산소 공급을 원활히 해주는 호흡법이다.

결과적으로, 자연처럼 자연스러워야 한다.
스스로 그렇게 숨을 쉬고 있다고 하여
자연호흡自然呼吸이라 하는 것이다.

자연호흡은 나의 심신의 리듬,
즉 신체적 리듬과 정신적 리듬이 합쳐진 후에
자연의 리듬과 함께하는 모습을
자연호흡이라 한다.

이 자연호흡의 상태에 들어가기 위해서는
조식호흡調息呼吸이 되어야 한다.
단전호흡이 습관이 되어 본성으로
변하기 시작하면 조식호흡으로 변화한다.
마시고 토하는 길이와 정서를
같게 하는 것부터 시작하다 보면
육체와 정신의 리듬이 자연으로 돌아가기
시작하여 충만한 생명력이 깃든
본래의 모습으로 변화한다.

이 상태를 조식호흡이라 하는 것이다.
단순히 마시고 토하는 길이만 같은 것이 아니다.
몸 전체와 마음마저 자연 상태에 들어가는
것이다.
조식호흡이 몸에 익고 내 것이 되면 절로
자연호흡의 상태에 들어가게 되는 것이다.

단전호흡이 조식호흡으로, 조식호흡이
자연호흡으로 발전하는 것이다.

이 과정을 사회에서는 복식호흡이니
역호흡이니 단전호흡이니 하는
수백 가지 단어들로 난무하게 설명되므로,
이를 일일이 다 표현하지 않고
단계적으로 승단하면서 자연스럽게
녹아 들어가게끔 하였던 것이다.

정각도 단계의 중기단법에서 단전호흡을 익히고
건곤단법, 원기단법을 거치는 과정에서
조식호흡, 자연호흡으로 변화시켜 나갔던
것이다.

자연호흡의 경계를 넘어서게 되면
화기호흡和氣呼吸을 할 줄 알아야 한다.

단전호흡은 점을 하나 찍는 것이고
조식호흡은 선을 만들고
자연호흡은 면을 만드는 것과 같다.

4면이 만들어지면 보자기를 싸듯이
네 모퉁이를 모아 잡아서 조화시키는
화기호흡으로 들어갈 수 있어야 한다.
그래야 대기승출입大氣乘出入 호흡이 가능해진다.

이는 통기법 단계 진기단법의 숨 쉬는 법이다.
대우주와 함께할 수 있는 호흡으로
승화시켜야 한다는 것이다.

즉, 통기법의 초입부터 대기승출입하는
숨 쉬는 방법으로 전환해야 한다.
대기와 나의 기운을 함께 호흡하기 위해서
나를 대우주의 기운으로 승화시키며
숨을 쉬어야 한다.

그 모습의 실체가 나의 실체인 영혼을
다스릴 수 있다는 의미나 같기 때문에
승화라는 것이다.

이는 내 몸에서 영혼을 출입시키며 호흡한다는
것이다. 그것이 대기승출입 호흡법이다.

진기에서는 반드시 영체를 가지고
숨 쉬는 법을 해내야 하는 것이다.

이 영체 호흡이 임의롭게 잘되면
내 몸의 숨의 리듬과 영체의 숨의 리듬이
합치한다고 하여 합기호흡合氣呼吸이라
하는 것이다.

합기하여 임의롭게 잘하면
진기가 주유하며 몸과 마음이 합일되어
고차원으로 승화하게 된다.

그렇게 이때부터 자연의 심신의 기가 합해지고
합기호흡을 하게 된다.

합기호흡合氣呼吸은 영체와 내 몸의 호흡을
하나로 합하는 상태이다.

숨쉬기 흡호를 통일하여 운기가 되는 상태로
임독자개의 초석이 된다.

영체와 몸이 하나로 조화롭게 호흡하여
임의롭게 자연스럽게 되어
멀리 영체를 띄울 수 있는 상태에서 운기를 하면
조화호흡調和呼吸 상태가 되어
임독자개가 마무리된다.

기공호흡氣孔呼吸은 조화상태에서
임독이 자개 되면서 기공이 열리기 시작하여
본격적으로 피부호흡으로만 숨쉬기를 하는
상태이다.

무진호흡無眞呼吸은 기공호흡으로 내 몸과 마음을
완전히 자연상태의 무無로 돌아가게 하면서
호흡하는 것이다.

없는 것이 다하면 진眞이 남는다.
무진無眞의 묘리를 체득하며
삼합단법三合丹法을 수련한다.

무진호흡을 온전하게 하면
공진묘유空眞妙有의 실체를 터득하여
숨을 쉬게 된다.
비로소 삼합단법이 완성된다.

삼진호흡三眞呼吸은 우주 속에
나의 정기신 넉얼령의 삼진三眞을
각각 분리도 하고 합치도 하며
우아宇我 합일의 경지에서 자유롭게 숨을 쉬는
조리단법造理丹法 공부이다.

이렇듯 단법의 변화하고 승단함에 따라
제때 내 몸에 잘 맞게 숨 쉬는 법을
변화하며 수련해줘야 하는 것이다.

밝돌법 전수자들도 현대 수련인들을 지도할 때
자연스럽게 숨쉬기를 변화시켜주며 지도하고
있다.

청산사부님은 사회에서 공적, 사적 자리에서
"가끔 단전호흡을 20년, 30년 한다고 하는데
그 자체가 부족하다는 얘기다."라고 하시곤
하였다.

단전호흡은 1년~3년이면 충분히 수련되어
그 다음단계로 넘어가는 변화를 주어야 한다는
얘기인 것이다.

정각도 단계에서는 단전호흡을 기반으로
흡지호지吸止呼止할 수 있는
조식호흡調息呼吸이 되어야 하고,
숙련되어 임의롭게 하다 보면
다시 자연호흡自然呼吸으로 연장되고,
자연호흡이 농축되면
화기호흡和氣呼吸으로 전환된다.

통기법 단계에서는
대기승출입호흡大氣乘出入呼吸을 완수하여
합기호흡合氣呼吸으로 전환하여야 하고
육체와 영체의 합일된 기운을 다시
조화호흡調和呼吸 상태로 만들어가야 하는 것이다.

통기법에서는 형체와 틀이 없는 넋얼령 삼단만
으로 우주 진리의 시공을 넘나드는 호흡인
기공호흡氣孔呼吸, 합기호흡合氣呼吸, 조화호흡調和
呼吸의 완성으로 비로소 무진호흡無眞呼吸, 공진호
흡空眞呼吸, 삼진호흡三眞呼吸의 삼합三合, 조리단법
造理丹法 수련을 할 수 있는 것이다.

이 경계에 들어서야 비로소 밝돌법을 안다고
할 수 있다고 청산사부는 늘 말씀하셨다.

한마디로 정각도 단계에서는
땅 위에서 사용하는 자전거 페달에서부터
자동차, 기차 엔진으로 승화시켜야 하는 것이고,
통기법 단계에서는 하늘을 날 수 있는 날개를
갖추고, 엔진을 장착하고, 소형 비행기에서 중형,
대형으로 승단할 수 있어야 하며,
선도법 단계에서는 비행기 엔진에서 대기권을
뚫고 나갈 수 있도록 완벽하게 갖춘 상태에서
우주선 엔진이 장착되어야 된다는 것이다.
이것이 밝돌법의 숨쉬기 단계적 방법이자
승단 호흡법이다.

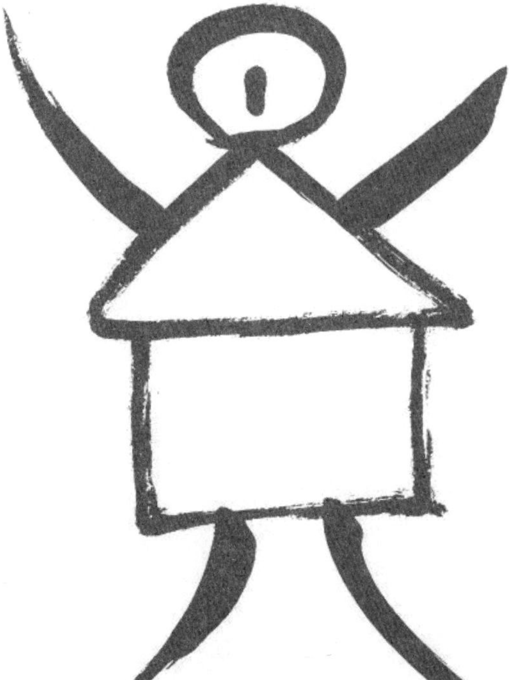

천지인天地人 삼합三合 공부하기

삶의 본질을 공부하는 데는
이론으로 공부하는 방법과 실기,
즉 체험과 체득을 통해 공부하는 방법
두 가지가 있다.

그런데 여기서 간혹 착각하는 부분이 있다.
공부의 단계가 하나하나 쌓이고 축적되어
언젠가 자신의 한계를 넘어설 때
공부의 끝인 깨달음을 얻는다고 하는지?
아니면 어떤 계기와 상황이 되면
단번에 깨달음이 온다고 하는지?

이에 대해 이 말 저 말,
이런 저런 해석들이 널려 있다.

모두 뉴욕을 가보지 못한 상태에서
이럴 것이다, 저럴 것이라 하는 추측으로 하는
이야기에 불과하다.

우리가 세상에 널려 있는 수천, 수만 가지의
공부 내용을 하나하나 다 해볼 수는 없고
우연히 나와 잘 맞거나 이해가 되어 하게 되면
이를 좋다 나쁘다 평가하며 살아간다.

공부의 방향도 혼동이 되지만
공부의 내용도 혼동될 수 있다.

새로운 것을 만들어 내며 창조하는 것부터
개발하고 습득해 나가는 것을
공부의 단계로 인식하는 것과,
이미 모든 능력이 잠재되어 있었던 것이
퇴화했거나 감추어져 문 속에 숨겨져 있던 것을
풀어내고 다시 계발하고 훈련시키며 깨달아
"이랬던 것이다."라고 하는 것으로
양분 될 수 있다.

천지인天地人 삼합三合과 같이
우주합일宇宙合一이니 자연조화自然調和니 하는
공부를 해 나가다 보면 반드시 이런 문제에
봉착하여 머뭇거리게 되고

주변을 살피고 연구하고 탐구하다가 세월 가고
길을 잘못 들어 긴 세월 고생하다가
다시 원점으로 돌아오기 일쑤다.

여기서 밝히는 것은 세상에 나와 있는
공부의 방법들과 논리들을 통합하거나 합하여
하나로 만들고자 하는 것이 아니다.

50년 넘게 현대 사회에
진수가 보급되어 왔음에도 불구하고
공부의 콘텐츠가 무술과 흡사하게 보이거나
요가와 흡사하게 보이고
명상이나 종교 같다고 하며
밝돌법 국선도의 공부 방법에 대해서
대부분 현대인들의 인식에 오해가 있기도 하고
편협하게 이해하고 와전되어온 것이
다반사였기 때문에 말하는 것이다.

불법佛法의 본질을 공부하는 사람 입장에서
불법에 대한 생각이 신도들과 다를 수 있듯이
국선도 밝돌법도 마찬가지로
본질보다 겉으로 보이는 모습만을 가지고
자신의 머릿속에 저장된 지식과 결부시켜
이렇다 저렇다 할 수밖에 없으니
밝돌법의 실체가 온전하고 완전하게
드러나지 않은 것이 현실이다.

하지만 이런 공부법들을 제시해 온
수많은 종교들도 천 년, 이천 년의 세월이 지나도
아직도 같은 문제에 대해 그 방법론이 설왕설래
하는 것을 보면 밝돌법은 현대사회에 보급된 지
50여 년 밖에 안 되었으니 시간상으로
위안이 되기도 한다.

이제 밝돌법에서의 공부 방향과 방법에 대한
이야기를 시도해 보겠다.

밝돌법 공부에는 단계가 존재한다.
단계별로는 단박에 깨치는 인연이
반드시 닿게 되어 있다.
하지만 윗 단계 여러 개를 한꺼번에 뛰어넘으며
단박에 깨치는 법은 없다.

단계별로 매일매일, 순간순간마다
정성을 다한 것이 누적되고 일정 시간이 지나
차고 넘치는 그 순간 단박에 깨침이 온다 .

그런데 그 깨침은 그 단계 속에서의 깨침이지
결코 대각大覺도 아니고 큰 체득의 실체도 아니다.
착각해서는 안 된다.

한 단계 한 단계 순서를 밟아 나가다가
평균적으로 절대 다수가
그 경계를 넘어갈 수 있게 시스템이 구성된 것이
국선의 도법 체계이다.

하지만 현대인의 습관에는 이론을 분석하여
자신의 지식에 맞추어 변형시키거나

수박 맛보듯 껍질만 흠집 내어 맛보는 습관들로
인해 국선도가 현대 사회에 다시 전파되기 시작
한 지 반세기가 넘어가지만 아직 설왕설래 하는
이야기가 복잡하게 퍼져 있다.

하지만 우리에게 밝돌법을 전수해주신
청산선사는 분명히 말씀과 문자로
확실히 밝혀 놓으셨다.

밝돌법의 단계는 크게는 3단계 9단법이 있고,
세밀하게는 37단계가 존재한다.

한 단계 한 단계 잡히지 않는 무형의 길을
무심으로 가야 하는 것이 아니다.

우리 생명체는 분명 육체와 정신이 합해서
이루어졌다. 이 합하여진 생명체를 가지고
있는 그대로에서 출발하는 것이다.

보이지 않고 느끼지 못하는
하늘님 조물주를 찾지 않고

닿지 않는 머나먼 구천 세계의 진리를
탐구하지 않는다.

인간의 육체는 안 쓰면 퇴화하고
무리하게 쓰면 고장이 나니 적당히 잘 써야 하고,
몸에 담겨 있는 정신은 우리 몸이 튼튼하면
그 속에 잘 담겨지고, 부실하면 육체와 분리되어
온 데로 돌아가는 귀신이 될 뿐이니,
육체를 건실하게 만들고 정신을 잘 보존하면
된다.

그렇게 우리들의 생명체 그 근본 자리에서
시작하는 것이 첫 단계이고,
그 기본 틀을 가지고 더 높게 더 다양하게
분화하고 합하고 하면서 육체와 정신,
더 나아가서는 영혼의 세계까지 넘나드는 것이
국선도의 공부 과정인 것이다.

국선도 밝돌법의 9단계 중에,
그릇을 튼튼하게 하는 육체를 중심으로
공부하는 기초 3단계가 있다.

이를 중기단법中氣丹法,
건곤단법乾坤丹法,
원기단법元氣丹法이라 한다.

그런데 모든 사람이 같을 수가 없기에
사람마다 육체적 수준이 다르고 정신적 수준이
다른데 어떻게 공부하는가.

밝돌법에서는 그 방법을
우주 삼라만상의 법도에서 찾아냈다.
우리가 속해 있는 이 우주는 적어도
음양과 오행의 법칙에 의해 운행되고 있음을,
그리고 그 바탕 위에 우리 육체와 정신도
운행되고 있음을 밝히고 있다.

하지만 인간 생명체는 탄생하면서 동시에
자유 의지가 생겨남에 따라
큰 우주를 닮아 따라가며 순행도 하고,
거슬러 반항하기도 하면서 역행도 한다.

이를 밝돌의 선인들은
인간이 가지고 있는 정기신精氣神의
독특한 작용이라고 본다.

이 정기신精氣神 작용은 널리 밝혀지지 않았지만
황제내경이나 동의보감과 같은 의학 고서에서도
구체적으로 중요성과 역할에 대해 밝히고 있듯
가볍게 보아선 안 되는 것이 정기신 작용이다.

그래서 국선도 밝돌법을 닦아 나가는 방법의
초보단계인 중기단법中氣丹法 부터는
음양오행의 작용이 내 몸과 마음에서 일어나서,
살면서 부족했던 것이나 편협하고 부실했던
오행의 기운이 골고루 채워질 수 있고,
나아가 충만하게 차고 넘치도록 하는 방법의
법수를 닦아 나가게 되어 있다.

동시에 우주와 연결된 통로이자 끈이
바로 공기인데, 생명체를 유지하는 데 있어
꼭 필요한 산소의 중요성을
우리 몸이 잘 알고 있기에

지속해서 산소 공급을 할 수 있도록
숨 쉬는 방법이 첨가되어,
산소 유입이 잘 되게 하는 방법과 동시에
심신의 음양오행 작용이 잘 일어나도록 하는
동작들을 함께하여 정기신의 작용이 원활하게
이루어질 수 있도록 닦아 나가는 공부가
중기단법인 것이다.

앞서 얘기했듯이 중기 단계에서
숨쉬기 행공이 몸과 마음에 익숙해지고
습이 되어 본성에 이르면
어느 순간 단박에 대오의 느낌으로
천지 대우주 공간에 나라는 작은 생명의 씨앗이
심어져 있는 것을 확인하게 된다.

'우주와 내가 둘이 아니고 하나였구나!'하는
바로 그 느낌을 느끼게 하는 단계가
중기단법이라는 것이다.

이 점 하나가 만들어진 것을 확인하고 나면
이미 음양오행의 법칙이 몸과 마음에 골고루
작용하며 육체적으로 건강해지면서
지병들이 나도 모르게 사라지기 시작한다.

마음 또한 안정을 찾게 되고
우주 자연에 대한 믿음과 신뢰가 충만해진다.

그 다음 단계는 건곤단법乾坤丹法 단계이다.

이 두 번째 단계는 중기단법에서
우주 한가운데에 나라는 생명의 씨앗인
점 하나를 찍고 만들어지고 하는 제맛을 느껴야
진행이 가능한 단계이다.

건곤단법 이름처럼,
우주 한가운데 씨앗을 하나 심은 후
씨앗을 둘러싼 높은 곳을 하늘이라 하고
낮은 곳을 땅이라 하면
높은 곳의 속성을 건乾이라 하고
낮은 곳의 속성을 곤坤이라 하여

건곤乾坤의 기운을 받아들이는,
즉 그 속성을 몸과 마음으로 체득해 나가는
과정이다.

우리가 있는 공간이 음양과 오행의 시스템으로
이루어졌듯이, 하늘이
"갑甲을乙병丙정丁무戊기己경庚신辛임壬계癸"라는
천간天干과 땅이 "자子축丑인寅묘卯진辰사巳오午미
未신申유酉술戌해亥"라는 지지地支로 구성되어
변화의 조화를 부리고 있다는 것을 확인하여
하늘의 움직임과 닮아갈 수 있게,
땅의 변화와 맞추어 갈 수 있게,
우리 몸속에 천간天干 지지地支의 조화를
만들어내고 일으켜 대우주와의 동질성의 맛을
체득해 나가는 과정을 건곤단법이라 한다.

건곤 수련 또한 동작의 숙련과 호흡의 숙련이
깊어지고 심신의 다양한 변화가 일어나다가
그 고행이 나의 본성으로 바뀔 때쯤 단박에
알아차림이 다가온다.

보통 중기와 건곤단법이 숙련되는 과정을
평균 100일로 잡고 그만큼의 시간이 지나면서
본성으로 바뀌기 시작한다.

천지간에 만물이 태어나고 성장함을 뚜렷이
알게 되고 모든 생명체가 연결되어
함께 성장해 나가고 있다는 것인,
즉 하늘 '건乾'의 작용의 힘과 땅 '곤坤'의 작용의
힘이 어떻게 작동되어 천지 만물을 키워내는지
알게 되어 모두 함께하고 있다는 것을
뚜렷이 체득하게 된다.

세 번째 단계인 원기단법元氣丹法도 마찬가지이다.
점의 씨앗을 만들고,
상하의 천지 기운을 받은 후에
전·후·좌·우·상·하의 공간에서
입체적으로 일어나는 조화의 묘수를
체득하는 것이 원기단법이다.

하늘 공간에 펼쳐지는 조화의 범위에는
365도수의 변화가 존재한다.

이 도수 변화가 시시각각으로 이루어지면서
건곤의 융합된 기운이 천天의 5운運과
지地의 6기氣라는 작용을 일으키면서
사람이 사는 공간에 계절의 변화와
환경의 변화가 시시각각으로 나타나는 것이다.

이 공간의 짜여 있는 속성을 몸과 마음으로
받아들이는 공부가 원기단법이다.

한 번에 마칠 수 없을 정도로
다양한 우주 공간의 묘수가 있기 때문에
하늘을 닮아가는 각기 다른 속성을 지닌
12개씩의 각기 다른 자세를 30번 채워,
우주 공간의 질을 닮아갈 수 있도록
우주의 완성도를 받아들이고 확인하는 공부의
시간이 원기단법의 공부 시간이다.

아주 조밀조밀한 미세한 법망이 펼쳐진 곳이
우리가 사는 공간이요, 그 닮은 꼴이 원기단법의
법수이다.

마치 봄·여름·가을·겨울 4계절을 1년으로 치면
30번 색다른 계절을 맛보게 되는 격이니
30년 세월의 참 공부를 하게 되는 것이
원기단법 공부이다.

하나하나가 모여 숙성되어 습관이 되고
본성에 이르면 어느 순간 단박에
우주 공간의 질서와 시스템을 알아차리고
과거도 미래도 이 원리에 의해 진행되어 온 것을
확인하며, 천지의 기운을 체감하고,
그 효용성에까지 눈을 뜨게 되는 참맛을 느끼고
체득할 수 있게 되는 것이 원기단법 수행법이다.

이때가 되면 마치 천지를 다 알고 깨달은 듯하여
자만과 자신감이 넘쳐 자칫하면 사도로 빠질 수
있고 그런 사람들이 종종 나타나기도 한다.

하지만 어디까지나 부모로부터 받은 이 육체를
정기신 작용에 의해 우주정신이 깃들게 하고
육체적 완성도를 높이며 우주 질서와 동질화
시켜나가는 중간 과정일 뿐이다.

정각도正覺道 단계에서는 평균 100일 고행하면
한 단계 넘어서는 것을 체득하게 된다.

누구나 다 똑같지는 않고,
사람의 역량과 자질에 따라 매우 다를 수 있지만
100일 동안 꾸준히 행공하면 어느 순간
한 단계 오름을 알게 된다.

통기법通氣法 단계에서는
10일마다 차원이 달라짐을 알게 되어
몸과 마음으로 직접 체득하며
수련하게 되는 것이 밝돌법이다.

그래서 체지체능의 법이라 하는 것이다.
하지만 정각도正覺道 단계의 깨우침은
도의 문에 들어서는 깨우침이라기 보다
문을 열기 위한 준비단계의 깨우침이다.

어슴푸레 어느 방향인지,
어떻게 이루어져 작동되는지
대략 감을 잡은 것일 뿐

직접 문을 열고 광대무변한 만고 진리의
청정함 속으로 들어간 것은 아니다.

예를 들어 이 산이 어떻게 생겼는지,
어느 길로 가야 정상에 갈 수 있는지,
무엇을 준비해야 하는지,
잘못 가면 어떻게 되는지 등에 대한
기본 상식이 장착되는 것이고,
그래서 중기, 건곤, 원기단법이
육체적 수련 단계인 것이다.

이 단계를 넘어서면 본격적으로
도에 입문할 수 있는 비밀의 문이 나온다.

이 비밀의 문은 특수하게도 주파수가 맞아야
열리는 열쇠로 잠겨 있어서 중기, 건곤, 원기의
경험과 체득이 없이는 주파수를 맞추기가
불가능하다.

이 주파수를 맞추기 위해 닦아 나가는 것을
정신적 단계라 하여

지금까지 육체적 그릇을 탄탄히 했다면
앞으로는 본격적으로 정신을 닦아 나가는
과정으로 진입하는 것이다.

하지만 열쇠가 굳건히 잠겨 있고,
먼저 들어간 사람과 주파수를 똑같게 해도
열리지 않는다.

나의 생명의 씨앗과 나의 천지와 맞는
나만의 주파수가 생성되어야 문이 열리게
되어 있으니 그 누구도 도와줄 수가 없는 법이다.
스스로 자개自開하고 제 발로 들어가야 한다.

그래서 국선의 스승들은
제자들에게 방향을 가리키고
그 방향으로 갈 수 있는 법은 지도하지만
실제로 문을 열고 들어가는 것은
스스로 넘어서야 하는 길이기에
이 문을 열고 들어오는 사람만을
제자로 받아들이게 되어 있다.

스스로 열지 못하면
어느 누구도 대신 열어줄 수가 없는 것이
자연의 법칙이기 때문이다.

밝돌법에서는 이것을 도의 문門이라 부른다.

청산선사 역시 산중에서 스스로
진기의 벽을 넘어 도의 문으로 들어섰기에
윗대 스승들께서 받아주셔서
"이제야 한 식구가 되었구나."라고 하신 것이다.

이렇듯 국선도 밝돌의 법은 한마디로
낮은 단계부터 높은 단계까지
밝의 기운을 받아들이는
매우 구체적이고 체계적이며
심오한 법리를 따라하고 습관화하여
본성에까지 이르게 하면
깨우침이 올 수 있게 프로그램 되어 있다.

갈 길을 못 찾아 헤맬 수밖에 없는 현대인들에게
잘 맞는 법망의 법수이다.

육체적 단계인 정각도의
중기·건곤·원기단법을 마치고 나면
정신적 단계인 통기법의
진기·삼합·조리단법이 있다.

통기법의 첫 단계인 진기단법 공부는
두려워하거나 낙관해서도 안 된다.
다만 긴장감은 늦추지 말아야 한다.

분명한 것은, 나라는 생명체와 우주가
상통해야 하는 공부이고
허기진 심신에 따뜻한 밥을 먹는 것이되
손으로 만지기도 어려운 뜨거운 솥단지를
끌어안고 밥을 먹는 격의 공부이다.

한마디로 붕붕 떠다니는 뜨거운 가마솥을
손으로 잡아 멈추게 하여 안고 먹어야 하는
것이다.

그 뜨거움을 두려워하면 솥을 잡을 수도
멈추게 하기도 어렵다.

이 솥은 음양 기운이 용호상박하며 엉키어
펄펄 끓는 뜨거운 열을 내고 있다.

이 음양이 합실한 기운을 잡아
조정, 조율하는 것이 통기법 공부의 시작이다.

우리 삶은 자연과 닮아서 후퇴란 없다.
자연에는 오로지 음양이 변화하며
오늘과 내일이 있을 뿐이다.
우리의 삶도 현실에서 미래로 나아갈 뿐이다.

미래를 밝히는 양적 에너지와
현재를 진행하는 음적 에너지가
교합하고 조절되며 이합집산하는 과정에 의해서
각자의 삶의 척도와 삶의 길이 정돈되어
천수를 누리게 되어 있는 것이 인생길이다.

음陰의 기운을 청룡의 기운이라 하면
뿌리는 음陰이지만 활동은 양적陽的으로 활동하여
하늘과 닮아 있다.

하늘처럼 미래를 생각하는 기운이
더운 기운, 냉한 기운 등 다양한 기운으로
변화무쌍하게 나타나며
자체적으로 음양의 기운을 합일하며
기운 활동을 해 나간다.

반대로 양陽의 기운인 백호의 기운은
뿌리가 양陽이지만 활동상은 음적陰的으로 나타나
대지가 생명을 보듬고 키우는 것처럼
현실적이고 드러내어 확실하게 성장시키는
기운이다.

우리는 탄생부터 우주 기운과 하나가 되어
우리의 생명이 탄생한 것이기 때문에
하늘과 자연과 닮아가고
그 속에서 참나를 알아가는
국선의 공부를 할 때는
어떤 경계를 넘어서려면
반드시 이 청룡青龍 백호白虎의 음양 기운이
맞닥뜨리게 되어있다.

이때 이 기운을 나의 정신으로 딱 제압하여
운기 행공하기 시작하여야 한다.

그렇지 못하면 잠자는 용호를 깨우기만 해서
심신의 요동만 치고
변화보다 변고가 일어나기 때문에
애당초 깨우지 말아야 하는 것이 좋을 수도 있다.

그래서 선심善心과 진심眞心이 바탕이 되어야 하고
지구라는 공동체를 하나로 보고
큰 공욕公慾과 대욕大慾의 마음으로
하늘에 큰 효를 다하겠다는
공욕公慾이 서지 않으면
결코 천하를 덮을 만한 호연지기浩然之氣가
발동하지 않게 되어있다.
그래서 기초가 중요한 것이다.

통기법 숨쉬기나 행공법이 겉은 쉬운 것 같으나
속은 매우 어려운 과정을 이겨내야 하는 것이다.
그 속에 청룡 백호의 한바탕 씨름이 있게 되어
있다.

청룡은 양陽 기운의 표상이지만
양적으로 상대해선 결코 다스릴 수 없다.

그 뿌리인 음적 기운으로 더 겸손하고 낮은
자세로 대응하며, 더 낮게 손을 내밀어야
비로소 손을 잡게 된다.

반대로 백호의 기운은
겉은 음적 기운이지만 속은 양의 기운이므로
내가 마냥 겸손하게 기다리기만 해선 안 된다.

보이고 느끼면, 낚시하듯이 낚아채면서
움켜쥐어야 한다.
이것이 곧 음양 기운을 잡아채는 낚시법이자
공空과 진眞의 적적성성寂寂惺惺의 경계를 넘는
과정이다.

몸과 마음을 움켜쥐고 가야 할 보이지 않는 길을
가려면 단단히 각오해야 하고,
기본이 잘 갖추어지지 않으면
쉽지 않은 길임이 분명하다.

더욱이 현대 사회와 같은 생활 속에서
익혀 나가는 것은 더욱 그러하다.
마음으로만 익혀 나가는 허상과는
차원이 다른 세계임을 알아야 한다.

그래서 하늘과 상통하는 천지인 삼합의 입문인
밝돌법 진기 공부 요결의 핵심은,
변화무쌍한 바람 같은 기운을 직접 잡는 것이
불가능하기에 우리 생명의 기운의 뿌리인
영체를 만들어낼 힘을 갖추어 만들어내고
실제로 기운을 내 마음대로 운용하는 것부터
완성해야 하는 것이다.

이 순서를 순리대로 수련하다 보면
자연스럽게 용호를 붙들고 제압하여
도문을 열 수 있다.
이 방법이 가장 빠르고 확실한 길이기 때문이다.

이런 방법이 아니면 하늘의 음양 조합의
큰 기운을 낚아챌 방법이 없다.

이런 이야기는 모두가 실제로 체험하지 않으면
허공의 메아리요, 지나치는 바람 소리에
불과하지만, 누구나 국선도 수련의 관문을
넘어설 때는 반드시 다가오는 폐관된 문을
열어야 지나갈 수가 있다.

한마디로 이 뜨거운 솥단지를 양손으로 꽉 잡고
문을 열어 밥을 먹어야 하는 것이다.

진기단법의 숨쉬기는
원칙적 방법에 따라 특별한 지도가 필요하지만
숨쉬기에 숙달되었다 해도 내 마음대로,
마음 끌리는 대로 해서는 안 되는
각별한 주의가 필요하다.

실제로 원기를 마치고 진기 수련에 들어가면
저절로 호흡이 길어지기 때문에
조심해서 인지하며 수련에 임해야 한다.

왜냐하면 숨의 머무름이 자꾸 길어지다 보면
수련자의 상황에 따라
정신적으로나 신체적으로 변화가 일어나는데,
뇌에 산소가 부족하여 일어나는
뇌 신경의 착각 현상이나
뇌에 산소가 충만하여 일어나는
뇌 신경의 원활한 활동상이
그 초기 증세가 유사하기도 하고,
오히려 산소 부족으로 일어나는 착각 현상이
더 그럴 듯하기때문에
항상 주의해서 살핌이 있어야 하고
올바른 지도가 필요한 것이다.

호흡이란 한마디로 숨이다 .
그래서 목숨이라 하는 것이다.

생명을 다루는 숨쉬기 공부이므로
이때부터는 각별히 조심하고 유의하며
수도의 원칙과 수칙대로 지도자의 방침대로
수도해야 한다.

통기법의 요체에는
임독자개법과 피부호흡법이 있다.

첫 번째 관문인 진기단법에서는
대기와 상통하고 대우주와 화합하기 위해
마음과 정신 뿐 아니라 우리의 몸도 상통되도록
전신 기혈의 흐름을 막힌 곳이 없도록 만드는
과정의 기혈 유통법을 본격적으로 수련하며
임독자개 공부를 하게 되어 있다.

동양에는 임독 유통법이 수많은 방법으로
표현되어 왔지만, 국선도 밝돌법 수련의
임독자개법과는 많이 다른 것을 알 수 있다.

사람은 생각(의념)이 반복을 지속하다 보면
사람마다 강약은 다르지만
신체적 현상이 일어나게 되어 있다.

그 현상은 하나의 염원에서 오는 현상이자
더 나아가다 보면 뇌신경의 착각을 일으키는
변화로까지 진행되기도 한다.

처음 겪는 현상들이 일어나기 때문에
착각 속에서 허상의 믿음이 생겨버린다.

하지만 밝돌법 수련에서는
뇌신경의 착란 현상도 아니고
정신 집중하면 간혹 나타나는 그런 현상도 아닌,
실제로 내 몸에서 일어나는 불덩어리가
생성된다.

몸과 마음에 실제로 자연적인 커다란 힘(열)의
작용이 일어나서 상상도 못 하는 뜨거운 열기와
처음 접하는 강한 기운이
몸속에서 일어나기 때문에
이 과정을 몸으로 직접 수련 한다는 것은
불가능하고, 할 수도 없게 되어있다.

따라서 국선도 밝돌법에서의 임독자개는
내 마음의 결정체인 분심分心을 만들어내어
수련을 시작하는 것이다.

정각도 단계를 충익하게 닦아 수행한 후라면
육체적으로 온전한 모습이 갖추어진 상태이고,
음령陰靈과 양령陽靈이 모두 존재하는
우리의 정신 중에서
우리 의지로 만들고 자유롭게 쓸 수 있는
정신의 기운인 양령陽靈을 자유 의지를 가지고
고도의 집중력으로 수련하여
나와 같은 분심分心을 만들어내야 한다.

이 분심分心을 통하여 임독자개를 하면
그 효과가 내 몸에서도 일어나지만
온몸을 태울 정도로 강한 열기는
분산되어 약화되기 때문에
몸으로 감당이 가능하게 되는 것이다.

이것이 그 많은 동방의 임독유통의 방법과
다른 점이다.
말로 설명하거나 글로 풀어낼 수 없겠지만
원기단법을 잘 완수한 분은 능히 헤아리고
접근이 가능하리라 본다.

반복하여 설명하지만,
스스로가 상상 속에서 기운을 유통하다 보면
몸에 실제로 자각이 일어나기 때문에
혼돈이 올 수밖에 없고 착각임에도 불구하고
실체라고 느껴지기 때문에 매우 조심하며
수련해야 하는 단계가 통기법의 첫 관문인
진기단법인 것이다.

잠깐 방심하는 사이에 이미 다른 길을 가게 된다.
나중에 알게 되어 통탄할 수 있다.

영체를 띄워 임독자개 하는 방법도
정각도 단계를 마스터한 전수자들에게
특별 교육을 통해 지도하고 있지만,
그 순서에 대한 이해와 체득이 없이 가기에는
매우 어려운 과정이다.

진기 초를 1지地에서 3지地라 한다.
이 기간은 영체를 찾고 만들어내야 하는
고도의 정신 집중이 필요한 시기이다.

이 시기에 나의 마음 아바타인 분심分心을
보지 못하고 만들지 못하면
더 이상 밝돌법 진기수련의 진도가
나갈 수 없게 된다.

의식적인 마음은 아랫배를 본다 생각하며
하던 호흡이 점차 아랫배 더 깊숙하게
더 내리면서 하게 되는데
더 깊이 반복하고 지속하다 보면
고요함이 어떤 것인지,
삼라만상이 움직이는데 나만 고요해서
움직임이 다 보일 정도로
나 자신은 고요한 경지로 빠져든다.

여기서 더 깊이 들어가다 보면
더 강하고 부드럽게 숨이 들락거린다.

마치 기체가 액체 같은 꿀처럼 끈적끈적하게
텅 빈 무한대의 빈 곳으로 들숨날숨 거리기
시작한다.

이쯤 되기 시작하면 눈은 가볍게 반개半開가 되고
오히려 눈을 반개半開해야 더 깊이 집중된다.

그리고 눈앞에 하얀 안개처럼,
연기 같은 커다란 형체를 알 수 없게 느껴지는
허연 것이 반개 상태에서 보이기 시작한다.

이 상태에서 지속해서 숨이 들어가다 보면
그 형체가 점점 작아지고
그것이 나와 비슷한 모양이라는 것을 알게 된다.

좀 더 깊이 지속하다 보면,
내 앞에 있는데 방향이 옆으로나 앞으로
나와 자세가 다르게 있는 것을 알게 된다.

더 잠심하여 마음을 바로 세우고
더욱 대효지심의 마음으로
숙연히 깊이 들어가면
나와 같은 위치의 자세를 하고 있게 된다.

진기에 입문하면 1지讐에 들어가고
영체를 보기 시작하면
여기까지가 1지讐의 완성이 된다.

2지讐 부터는
영체가 내 모습과 일치하게끔 해야 완성이고
3지讐 부터는 숨을 맞추어 나가기 시작해야 한다.

내가 숨을 마시면 영체는 토하기 쉽다.
더 깊이 마음을 세세하고 더 조심히 움직이면
나와 흡호를 맞추기 시작된다.
호흡을 맞출 수 있으면 3지讐에 들어간 것이다.

그 다음 4지智부터는 흡과 호를 통하여
숨을 쉬면서 운기 조식의 깊은 숨쉬기를
나의 분심分心에 집중하며 운기 조식하는 것이다.

말은 쉽고 하기는 불가사의한 일이지만,
하면 된다.

인간은 정신적 육체적 시스템을 할 수 있도록
타고난 대우주의 아들이자 주인이 될 수 있는
생명체이다.

진기단법의 특별한 운기 행공을 하다 보면
생각한 것보다 훨씬 더 큰 신비감을 느끼고
마음이나 몸도 한층 더 수도의 세계로 들어가는
몸과 마음의 자세로 변화됨을 스스로 느끼게
된다.

육체적 단계의 정각도 단계에서는
생활 습관대로 보이는 몸을 중심에 두고

정신과 마음과 의식을
어떻게 지원하는가 하는 합일적 조화 문제라서
몸을 얼마나 굽히는지,
다리를 얼마나 벌리는지 등의
자세와 강도에 따라 심리가 변하기 때문에
그 상관관계에 익숙하여 금방 느끼고 알아채고
처리하며 수련하게 되지만,
정신적 단계의 통기법 단계는
정신과 마음을 주로 다루는데다
영체까지 다루어야 하므로
마음과 기운, 기운과 정신, 마음과 영체 등의
상관관계에 눈이 뜨이고 체험하지 못하면
갈 수가 없다.

마치 두더지 땅굴처럼
여기를 막으면 저기로 나오고
저기를 막으면 여기로 나오고 하는
자신의 생명체 작동법을 익혀야 한다.

마음의 어떤 작용을 일으키면
기운이 어떻게 움직이고
정신이 어떻게 작동되면
기운이 어떻게 움직이고
마음과 정신이 합일된 채 움직이면
영체가 어떻게 작동되는지
그 메커니즘을 스스로 자신의 생명체에 맞게
알아내고 탐구하며 익혀 나가야 한다.

사람마다 각기 다른 생명 세포의 모듬체이고
습관, 관습, 체험 또한 다르기 때문에
한마디로 땅속의 두더지 굴 구조가 다 다르다.

그러하기 때문에 자신만의 작용하는 작동원리를
스스로 터득하며 수련해 나가야 하는 것이
진기 공부의 시작이라 할 수 있다.

그래서 이때부터는 완전히 능동적 자세에서
스스로 길을 개척해 나가는 자세가
중요한 것이다.

진기 수련의 기초가 잡혔으면 중반으로 넘어가
4지智에서 7지智까지의 공부에 들어가
영체와 실체인 내가 호흡을 맞추기 시작하여
임의롭게 할 수 있으면 4지智에 해당한다.

5지智에서는
영체를 내가 가장 좋아하는 장소를 상상하여
가까운 데서부터 점점 멀리 보내 본다.

멀리 보낸 후에 특별한 숨쉬기로 반복하는 것을
몇 날 몇 달이고 고도로 정신 집중하여 지속하면
비로소 5지智를 완성하게 된다.

한 번의 숨쉬기에 붉은색이나 노란색, 하얀색의
기운 덩어리가 임독을 따라 돌기 시작한다.
이때를 6지智에 들어갔다고 한다.

7지智가 되면
푸르고 투명한 듯 광채가 나는 기운 덩어리가
돌기 시작한다.

이때쯤엔 반드시 큰 진동이 세 번 온다.
누구나 오게 되어 있는 스스로 통제가 안 되는
진동이 오는 것이다.

이는 임독맥이 완전히 열리는 과정이다.

첫 번째 진동이 오면
여러 색으로 보이던 것이 최종에는
투명하면서 푸른색으로 돌아가기 시작한다.

동시에 분심分心만이 되던 것이
분신分身이 되기 시작하여
내가 입은 색채 그대로 나타나기 시작한다.

두 번째 큰 진동이 오면
색이나 옷감이 겹쳐서 잘 안 보이던 것이
완전히 투명하고 입체적으로
확연히 보이기 시작한다.

세 번째 큰 진동이 오면
몸속 어디든 투명하게 투시가 되면서,
본격적으로 투시법 공부를 해야 하는 것이다.

이렇듯 진기 중반을 거치면서
크게 세 번의 진동이 오게 되고
비로소 진기가 완성되는 8지智에서 10지智까지
진기단법의 완성된 변화를 겪게 되어 있다.

8지智가 되면
이미 임독이 완전히 타통한 상태이므로
운기의 느낌이나 마음의 중심, 몸의 자태가
이전의 내가 느끼는 것과는 전혀 다른 차원의
내가 되어 있다.

마음의 힘은 더욱 강력해져 있어
집중이나 기억력이나 모든 것이 한 차원 다르게
높아져 있다. 육체적 힘 또한 평시보다
세 배 이상 강인한 상태로 변해 있다.

눈에는 절로 광채가 나고
장부의 튼튼함이 얼굴과 피부에 나타난다.

9지智는
그동안 변화되어 있는 자신에게
익힌 것을 더욱더 임의롭고 자유롭게 하는 것을
익혀 나가면서 자연스럽게 익힌 투시법을
더욱 수련하여 마음먹은 대로 투시가 되도록
하는 단계를 마치면 비로소 완성된다.

10지智는
광활한 대우주나 자연 삼라만상의 비밀이
다 내 몸 안에 있다는 것을 체득하며
천지인 삼합三合의 삼합단법三合丹法의
묘경妙境에 들어가기 위한 준비단계로,
더욱 변하고 높아진 자신을 더 겸손하고
겸손하게 낮추는 수련에 임해야 한다.

낮추고 겸손하게 하여야
비로소 피부가 완전히 열리기 시작한다.

그 다음 단계로 폐호흡에서 피부호흡으로
변화시키는 수련을 하게 된다.

천지인天地人 삼합三合이
진정하게 이루어지기 시작하면
우주의 본질을 먼 우주에서 발견하지 않고
저절로 내 몸에서 찾게 된다.

그 첫 관문이
내 몸속을 훤히 들여다보게 되는 투시 현상이며
진기 완성 단계인 8지智, 9지智, 10지智에서
이미 체득한 것을
점차 언제든 될 수 있도록 수련하게 되고
본격적으로 투시법을 더욱더 익혀 나가며
우주의 본체와 본질의 원리가
다 내 몸 안에 있다는 것을
자인, 자득, 자각하게 된다.

비로소 삼합三合단법에 들어갈 준비를
갖추게 된다.

정통 법맥의 법수가
많이 굴절되고 와전되어 있으므로
영체를 통해 임독맥 돌리는 의미와 이유를
다시 한번 얘기하자면,
우선 영체란 나의 몸과 마음의 결정체 모습이자
기운의 형체이다.

분심分心이 구체적으로 보이고
내 의지대로 움직일 수 있다는 것은
정기신精氣神 3단전의 통일적 작용이
원활히 된다는 것이고
우주정신의 순행대로 내 몸과 마음이
흐름에 동참 되었다는 것이다.

곧 사람만이 가지고 있는 정기신 넋얼령의
삼혼의 기운 작용과 칠백의 기운 작용을
내 의지대로 할 수 있는 경계로 넘어섰다는
얘기다.

이는 내 몸의 자율신경을 통제할 수 있는
리듬을 찾아냈다는 얘기와도 같다.

그래서 이 경지를 먼저 지나간 선배들은
한마디로 적적성성寂寂惺惺의 공空과 진眞의
체득적 경지라고 표현했고,
명경지수처럼 내 마음이 거울처럼 투명해서
모든 것을 다 비추어 티끌 같은 먼지도 방해가
되지 않는 정신적 상태의 모습이라고 표현했던
것이다.

우리 몸의 기운의 뿌리이자 바탕을 찾아
자기 생명의 기운, 근본 뿌리부터
변화를 주어야 하는 수련 단계이므로,
욕심 많고 변화 많은 육체를 대상으로 공부해선
그 경계를 넘기는 불가능하고
우연으로라도 기연을 얻기는 어렵다.

정통 단리丹理의 수행법에서는
바로 심신 통합의 근본이요,
우주 생명의 근본 바탕을 찾아내는 길을
분심分心이라는 영체를 만들고 자유로이
움직이고 분신分身을 이루는 수련을 통하여
심신일여心身一如의 참맛을 알게 하였던 것이다.

그래서 정도正道의 수행 결과와 사도邪道의 수행
결과가 하늘과 땅 차이라고 했던 것이다.

정도나 사도는 일반인이 보기에는 특이하고
이색적이고 특별나게 보이는 것이 유사하기에
그 안에 도도하게 흐르는 기운의 맥은
직접 체득하기 전에는 구분을 못 하게 되어 있다.

어렵고 가기 어려우니,
쉬운 길, 하기 좋은 길을 선택하여 가다 보면
어느덧 자신이 걸어온 길을 합리화하고
당위성을 만들어내기 시작하여
정도正道의 길과는 자꾸만 멀어지고
사도邪道의 길로 빠지게 되는 것이다.

도의 문을 만지작거리다가
정각도 단계인 중기, 건곤, 원기단법을
제대로 수행하지 못하면
통기법의 진기수행 과정에
심신의 힘이 약해 정신착란과 분열도 일어나
정신이 망신이 되는 수도 허다하니
각별히 전수관의 전통 전수자의
정통 지도대로 안전하게 수행해야 하는 것이다.

수천 년간 이 법수가 유지되어온 이유도
세상에 널리 알려지지 않은 이유도
다 경계를 못 넘고 돌아가서 생긴 이유이다.

수천 년 전 하늘이나 지금의 하늘이나
앞으로의 하늘은 항상 똑같은 것인데
법이 바뀌거나 변할 수는 없다.

하루하루 매 순간을 수련해 나가는 수행의 길은
자신과 잘 맞는 길을 만들어내거나
조작하거나 선택해서 갈 수 있는 길이 아니다.

나의 모든 군더더기를 다 내려놓고
오직 정통 단리丹理에 의한 법수法水를
법통法統에서 전하여 주신 그대로 따라
흡입하여야 제대로 갈 수 있고
알 수 있는 길이다.

마치 가상게임 세계에서처럼 마음대로
만들고 가지고 논다고 해서 현실이 아니듯이,
수도의 세계에서 뭔가 이룬 것처럼,
뭔가 맛을 본 것처럼 알고 느끼게 되지만
우리 마음은 마음먹는 대로 몸에 그려지는
현상이 일어나기 때문에 착각하고 오인하여
참 수행과는 자꾸만 멀어지게 된다.
실체와는 무관한 가상게임일 뿐이라는 것을
알아야 한다.

그만큼 단계가 높아질수록 정통법의 정수를
제대로 익히고 수련하는 수행의 삶이
중요하다는 것이다.

수도의 깊이를 더해가는 수련인들에게
혼돈과 방황이 생기지 않도록
"청산 속에서 청산을 보니 비로소 비경이로다."
책에 밝돌법 수련 37단계를
그림과 함께 자세히 밝혀 놓았다.

하지만 이는 체지하고 체득하며
직접 농사를 짓는 사람이 되고자 한다면
깊은 참고와 지침서가 되겠지만
입으로만, 머리로만 농사짓는 수련자에게는
버려지는 휴지 조각에 불과하고
골목길의 먼지 같은 것일 뿐이다.

진기 공부를 하는 동안
이미 자연의 무지막지한 힘과 조화력을
충분히 맛보게 되므로
몸과 마음의 능력은 고차원으로
바뀌어 있는 상태가 된다.

이때쯤이면 숨, 몸, 마음 모두가
참으로 참 하늘과 닮아져 있고
무한대의 조화 세계로 접근할 수 있어
이미 우리 피부로 약간의 숨을 쉬고 있던 것이
더욱 발달하여
점차 폐로 숨 쉬는 양보다 피부로 숨 쉬는 양이
점점 증가하게 되고
나중에는 피부 호흡만으로도
숨쉬기가 가능해진다.

피부 숨쉬기를 가지고 다시 운기 시키면서
영체를 띄워 임독자개 하게 되면 그야말로
오직 참다운 조화력이라 표현할 수밖에 없는
하늘을 닮은 나로 변해 있게 된다.

이렇듯 국선도의 단계는 인간의 생명체를
저차원에서 고차원까지 계발될 수 있도록 하는
하드웨어와 소프트웨어가 두루 갖추어진
완성된 수련법으로, 누구나, 언제나, 하면
될 수 있도록 단단하게 되어 있는 법수이다.

모든 것을 뛰어넘는 단박의 깨우침은 없다.
하지만 각 단계마다는 단박의 깨우침이
존재한다.

공부에는 이입理入의 공부와
행입行入의 공부가 있다고 하는데,
행입의 공부를 하다 보면 이론이 정돈되어,
이理를 알고 깨우쳐 당연한 상식으로 인식되어
있어야 행입이 가능해진다.

이입理入이란 책 한 권을 정독하는 것과는 다르다.
이입도 이론을 깨침이다.
정독하며 관찰하는 것이 아니라
정독하며 통찰하는 것이다.
몸으로 체득하지 못할 뿐,
깨우침의 경계는 유사한 것이다.

책 읽는 것처럼 지식을 습득하는 것이 아니라
통찰의 깨우침이 있는 것을
이입理入이라 하는 것이다.

행입行入에는 반드시 이입이 동반되어야 한다.
그렇지 못하면 체득이 불가능하다.

즉, 알고 깨우쳐야 행입行入이 가능해진다.
결국 음과 양의 모습은 분리되어서는 안 된다.
분리되면 분산과 단절과 사멸이 있을 뿐이다.

음양은 섞이고 합쳐서 융합되어야 생성되고
천만 가지의 변화가 일어나
차원의 경계를 넘나들게 되어 있다.

청산선사께서 하산하시고 쓰신 교재는
밝돌법의 학습 과정과 그 수련 내용에 대한
시스템을 밝혀 놓으신 것이다.

나라마다 학교 과정이 다 있듯이
초, 중, 고, 대학교의 과정처럼
밝돌법 교육 과정과 내용을 밝힌 책인데
학교는 다녀보지도 않고
학교 수업을 제대로 학습하지도 않고

대충 소설 보듯이 책을 보고
몇 번 실천해 보는 것으로는
밝돌법에 접근조차 할 수 없고
조금이라도 알 수 없는 것이다.

학교에 다니면 사람마다 경험치가 다르고
수만 가지 변화가 내부에서 일어나서
하루도 같은 날이 없듯이
수련의 세계도 마찬가지다.

겉만 보고 판단하는 실수를
범하지 않기를 바란다.
세상만사 직접 체험해야
얻을 게 있고 내 것이 되는 법이다.
그래서 도에서는 입으로 농사짓는 설경자를
제일 경계하는 것이다.

천지인 삼합의 진정한 수련단계는
진기단법에서 그 초경의 문을 열고 들어서면
자연의 신비스러운 힘이 내 몸 안에서 일어나며
초월적 생각과 초월적 행동이 가능하게 된다.

일신의 임독맥 유통이 이루어져서
전신 유통의 참맛을 본다는 것은
엄청난 양의 산소공급이 원활하게 될 뿐 아니라
들어온 산소 에너지를 제대로 흡수하여
전신 모세혈관과 뇌혈관까지 막힌 곳 없이
완벽하게 유통되었다는 것을 의미하고
눈에 안 보이는 전신에 거미줄처럼 퍼져 있는
기운의 통로마저 굵고 강하게 유통되고 있는
모습인 것이다.

몸으로 다다를 수 있는 최고 최상의 모습으로
발달한 모습인 것이다.

이런 수련의 결과를 가져오기 위해서
스스로 열리게 하는 국선도의 독특하고 특별한
임독자개 방법을 통하여
그 실체가 가능하게 할 수 있다는 것이다.

마음으로, 혹은 가상으로 심리적인 것이
반복하여 일어나는 자각적 체험과는
차원이 다른 별개의 이야기다.

이 단계를 넘어서면 비로소
천지인을 하나로 합일시키는
본격적 수련에 들어갈 수 있다.

진기단법에서 참 경계를 넘어서지 못하고
체득하지 못하면 가리키고 가르쳐도
이해할 수도 갈 수도 없기 때문에
말 자체가 망상에 불과하게 된다.

진기단법 수행을 제대로 마치면
하늘 땅의 조화와 인간이 소우주라는 신비함을
알고 체득하였으므로 본격적으로 삼합의 경지로
들어가게 된다.

이미 이 경계는 초월적 사고와 체득 없이는
접근이 될 수 없는 경계인 것이다.

이 경계를 넘어서고 그 안에서 노닐 수 있는
천지인 합일의 춤사위는 전신 기혈유통이
우선되어야 하고

영혼에 대한 접근이 용이한 단계가 되어야만
삼합단법의 경계를 넘어설 수 있다.

삼합단법에서 가장 넘어서야 하는 관문은
기공호흡氣孔呼吸이다.

온몸의 피부로 숨을 쉬고는 있지만
제대로 느끼지는 못한다.
하지만 온몸을 페인트로 칠을 한다거나
비닐로 감싸고 있으면 갑갑함을 느끼게 되어있다.

숨이 깊어지고 세세호흡 하는 숨쉬기가
일상적으로 되기 시작하면
더 고요히 세세흡입 하는 동안에
피부가 퍼져 있는 모세혈관의 기혈들이
원활하게 활동하여
피부호흡이 평상시보다 활발하게
작동되기 시작하는 것을 스스로 느끼고
체득하는 상태까지 오게 된다.

이것을 반복하면서 경계를 넘어
코를 쓰지 않고 피부로만 숨을 쉬는 수련으로
변화시키는 수련을 함으로서
전신 기혈을 한층 더 강화하며
유통이 가능하게 되고
다시 이 상태에서 피부호흡만 사용하여
영체를 띄워 임독 유통을 하게 되는 것이다.

삼합단법은 진기단법에서 임독자개 되어
공부를 했다 하여도
완전한 하늘과 하나 되기에는 2% 부족하므로
완벽하게 하나가 되기 위해서
몸의 털끝만큼도 빈틈이 없게
기혈을 충만하게 만들어야 하는데
코를 통한 폐호흡만으로는 부족하다.

이때부터 이미 피부호흡이
상당 부분 작동되어 체감하게 되지만
점차 피부로만 숨을 쉬고 기운을 유통하고
분심에서 분신까지 영체를 띄우며

임독유통과 전신 유통을 수련하게 됨으로써
완벽하게 천지인 삼합의 경지에 들어서게 된다.

이 경계를 넘어서면서
몸의 온도 조절 능력, 기운의 조정 능력,
우주 변화를 몸으로 받아내서 알아채는 힘,
코로 숨을 쉴 때와 피부로 바로 쉴 때 흡호의 차이,
몸속에서 일어나는 힘의 차원이 달라지는 변화를
체득하며 비로소 몸과 마음이 완전히 바뀌어
수水기운과 화火기운을 완전히 제압하여
자유자재로 할 수 있고
비로소 하늘과 하나 되어 동정動靜을
함께하게 되는 조화의 경계로 들어서게 되는
것이다.

인간 생명체의 신비가 우주정신에 부합하여
우주와 합성되는 진정한 경계를 넘어서는
과정이기도 한 것이다.

결국 천지인天地人 삼합三合이란,
특별하게 삼합 공부를 시작하여
새롭게 맺어지는 것이 아니라
즉, 능력과 실력이 있다고 초중고, 대학을 거치지
않고 바로 박사 과정을 할 수 없듯이
정각도 단계의 정각을 몸으로 넘어선 후에
통기법의 진기단법의 진수를 얻어 가지고 나면
자연스럽게 천지인 삼합에 접근하여
동화되어 수련이 가능하기 때문에
삼합단법을 천지天地 음양陰陽 조화調和의
단법이라 하는 것이다.

맺고자 하는 의식을 가질 필요도 없이
이미 천지인의 맺음이 있어
생명체가 태어났고 성장하는 것이니
그 흐름에 부합하여 이해하고 받아들여
얻어 가지면서 우주 진리를 체득하여 가는 것이
밝돌법의 점진적 수련법이자 법수이다.

신비스러운 것을 찾아내고
새로운 것을 창조하며
만들어내고 조작하는 것이 아니라는 얘기이다.

현대인들이 이런 형이상학적인 이야기에
집중할 필요는 없지만
건강과 장수의 본질을 탐구하기 위해서는
국선도에서 제시하는 체계적 단계가
매우 유용한 법이라 여러분께 권하고 싶다.

이미 백만 명 이상의 현대인들이
체험하고 실증적으로 경험을 하고 있고,
여러 나라에 보급되어 다양한 사람들이
효험을 보고 있다.

숲에 들어가는 초행자는 그 흔한 칡뿌리도
찾기 어렵다. 잎도 모르고 줄기도 본 적이
없기 때문이다.
한 번의 안내로 칡뿌리를 쉽게 찾아낼 수 없다는
것도 알고 있지만, 누군가 인연 닿아
그 진경을 찾아내고 맛보리라 생각한다.

청산 사부님의 밝돌법 수련의 비결이자 비법은
교재를 통하여 만천하에 모두 밝혀 놓으셨지만
또다른 비법을 찾아 헤매거나,
인위적으로 가상의 비법을 만들어 혹세무민하고,
불필요한 오해로 와전되는 것이 흔한 것이
현대사회의 모습이다.

스스로를 오히려 옭아매는
사욕의 습관으로 인해 도법의 법수가
변형되거나 변질되는 우려를 막고자
단계가 높아질수록 정도의 진수를 밝히되
숨겨 놓은 듯 감추어져 있되 한편으로는
드러나게 표현하게 된 것이다.

올바르게 수련한 사람만이 정도의 진수를
체지체능 하여 승단이 가능하도록
글자와 글자 사이,
줄과 줄 사이에 이치를 숨겨놓아
해석도 필요하고 사다리도 필요하게
틀을 짜 놓으신 것이 사실이다.

자세히 보면 자신이 아는 만큼만,
체득한 만큼만 보이게 되어 있기 때문에
보는 눈높이만큼만 보여
실체가 확연히 안 나타나게 되어 있다.

오직 체득하고 체득한 후에
수시로 교재를 정독할 때
그 숨은 보물들이 드러나고
수행에 더 깊이 들어갈 수 있다.

올해가 청산 사부님께서 고래부터 내려오는
동방의 정통 수행법인 밝돌법을,
단전호흡의 실체를 현대 사회에 처음으로
전하고 전수하며 펴신 지 55년이 되는
해이기도 하고, 그간 수련하며 이미 성숙한
수련자분들이 많기도 하고,
또한 너무 인위적으로 도법을 변형시켜
변질하게 보급하는 현상도 다반사로 일어나니
본원의 입장에서는 사부님의 교재를
좀 더 깊이 있게 보게 하기 위한

혹은 정독이 되게 하기 위한
사다리 같은 역할을 하는 글을 보태어
진정으로 정도의 길을 가고자 하는
진심어리고 열정적인 수련자분들을 위해
부족하고 부족하지만 작게나마 일조하기 위해
이 글을 쓰는 것이다.

하지만 걱정이 앞서기도 한다.

고민하고 연구하고 많은 체험을 하며
각고의 노력과 시간을 통해 길을 찾아야 하는데,
노력과 열정이 부족한 채로 길을 가는 상황이
발생하면 안 되기도 하고,
오히려 이 글로 인해 결과적으로
방해되고 혼돈되는 일이 생기거나,
이 글을 활용하여 또 다른 삿댄 길로
왜곡하는 일이 있을까 걱정이 된다.

그런 일이 없도록 하기 위해
최선의 노력을 다하였지만

이 글이 좋은 분들에게 반딧불 같은
작은 밝힘이라도 되어 주길 바랄 뿐이다.

이 글을 정독한 후에
밝돌법을 밝히시고 최초로 전수 보급하신
청산선사의 교재를 정독하면
많은 부분이 보이고 느껴지리라 확신한다.

정독하여 교재를 보면 왜 하산 하셨는지
어떤 방식으로 현대사회에 전수 보급하셨는지
어떻게 제자들을 양성하셨는지
현대 사회 수련하는 분들의 흔한 궁금증에 대해
속된 말로, 없는 것 빼고 다 있을 정도로
수련해 나가는 방법에 대해서나
수행에 불편한 이야기들의 실체까지
모든 것을 미리미리 밝혀주고 있다는 것을
알게 될 것이다.

이로써 지금까지 수련의 첫 관문인 중기단법부터
수도의 첫 입문인 통기법의 진기와 삼합 단법의
천지인天地人 삼합三合의 묘경妙境에 대해
설명할 수 없는 비경을 마음먹은 대로
실체적 현상에 기반해 정리해보았다.

부족할 수밖에 없다고 자인한다.
골짜기 강물에 필요한 다리를 놓는
역할을 하고자 사다리와 다리를 필요한 만큼
마련해 놓았지만 조족지혈鳥足之血에 불과하고
오히려 밑그림에 방해가 되지 않기를
바랄 뿐이다.

훗날 이런 사례를 거울삼아
더 밝은 밝힘이 있으리라 확신하며
천지인 삼합에 대해
잠시 열린 마음의 문을
다시 닫아 놓는다.

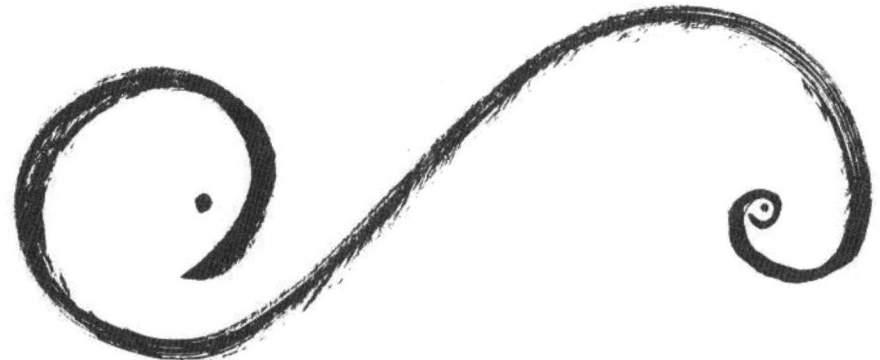

거시세계와 미시세계의 인류와
밝돌법 행공

우주에 있는 모든 물질은
원자인 입자로 되어있다.
이 입자는 하나의 기운이 음양기운으로 변화하듯
입자이면서 파동의 성질을 가지고 있다.

살았건 죽었건 간에 작은 입자로 구성되어 있고
우주에도 이 입자들이 꽉 차 있다.
이 작은 입자를 소립자라고 한다.

우리 몸이나 우주나
같은 원자로 구성되어 있는 것이다.
저 멀리 있는 별나라 원자나 내 몸에 있는 원자나
결국 같은 원자인 것이다.

이 우주에 꽉 차 있는 소립자들의 리듬과
향기의 규칙을 옛 분들은 우주정신이라 했고

이 우주의 리듬을 알아채고
내 몸과 내 마음에 함께 리듬을 타는 것을
우아일체宇我一體라 했다.

살아있는 것은
생명 활동을 하는 세포로 구성되어 있고
죽어 있는 것은 세포가 없고 죽어 있다.

세포를 다시 쪼개고 쪼개면
더 작은 입자인 소립자 세계의 미시세계가 있다.

원자핵, 전자, 중성자, 광자, 양성자, 렙톤, 쿼크
등이 있는데 이들의 활동상을 양자역학이라 한다.

양자역학이 나오면서 현대물리학이라 불리는
대부분이 고전물리학으로 되어버리고,
새롭게 미시세계를 확인할 수 있는
계기가 됨으로써 부분적으로나마 밝게
우주의 본질적 구조가 밝혀지는 접근이
가능해져 가고 있다.

앞으로 더 밝은 학문이 나와
모든 우주 생명의 이치가
투명하게 밝혀질 것이다.

사람의 마음, 우주의 정신, 영혼 등을 넘어서
몸의 구성과 능력 그리고 그 신비함이 밝혀지는
세계가 열리기 시작한 것이다.

종교적 신비함의 역사적 교리들도
양자역학으로 그 신비로움이 밝혀지고
이해가 되는 현대과학 문명이 도래하고 있다.

이제 맹목적으로 따르고 믿고 하여
삶의 주어진 소중한 시간을 낭비하고
허무하게 보내는 일 없이
생각을 밝게 가지고 항시 명석하게 생각하여
내게 주어지는 모든 일들에 대한 모든 것을
맑고 밝은 마음으로 정확히 바라보고 깨우치며
받아들이고 공부하는 자세가 필요하다고 본다.

지금 우리가 사는 현대 사회는
그럴 수 있는 지식과 노하우가 축적되어 있는
사회이다.

지구에 살고 있는 사람들은
몸이라는 육체를 가지고 산다.
육체는 먹어야 산다.
먹고 자고 쉬고 하는 생활은 모두 같다.

뿌리와 원리는 같지만 환경과 관습에 따라
수천 갈래로 나누어져 문화가 발달하여 왔다.

수천 년 흘러 현대 사회에 와서는
과학 문명에 의해 육체를 분석하고 분해하며
신체 구조의 모습을 넘어선
각각 몸속 기관의 역할과 생리적 구조에 대하여
눈으로 보이는 모든 것에 대해서는
상당 부분 그 메커니즘을 확인하고 터득하는
경계에까지 와 있다.

몸에 대해서는 이제 대부분 다 이해되고
분석되었다 해도 과언이 아니다.

하지만 몸이 그릇이라면
몸에 담겨 있는 정신에 대한, 영혼에 대한 부분에
대해서는 아직도 걸음마 수준이나
머지않아 이 부분도 인간의 힘으로 다 밝혀내어
밝은 세상이 될 것임이 틀림없어 보인다.

인간은 지구를 넘어서 우주를 탐구하며
우주라는 큰 하늘을 관찰하고 분석하여
원리를 파헤치다 보니
그 안에 속해 있는 인간 생명체에 대해서도
비밀을 알아채는 경계를 넘기 시작한 것이
오늘날 사회인 것이다.

그야말로 지식 사회이고 정보사회를 기반으로
통합적이고 융합적인 사회라 불릴 만하다.

크게는 우리가 속해 있는 이 우주에 대하여
작게는 우리 몸속 생명체에 대하여

모든 물질은 무엇으로 이루어졌는지
눈으로 확인하기 어려운 최소 단위까지
알아내게 되면서 우주의 구성과 구조 시스템에
대한 밝음이 모든 인류에게 공유되는 세상이
와 있다.

이미 공개되고 공유된
첨단 정보에 대해 살펴보면
우주는 우리가 보는 것처럼 텅 비어 있지 않고
무엇인가 꽉 차 있는 것이 확인되었다.

그리고 그 텅 비어 있는 곳에 꽉 차 있는 것을
양자라고 한다.
이 양자들은 서로 중첩되고 얽혀 있는 모든 것에
시공간의 제약 없이 파동으로 연결되어 있고
분리된 것이 하나도 없는 것이다.

말 그대로 초연결성으로 되어 있고,
더 깊어지면 시간의 과거 현재 미래마저
하나로 연결되어 있음을
알아챌 수 있을 정도이다.

그래서 보이는 것은 모두가 연결되어 있고
보이지 않는 모든 것도 연결되어 있는 것이다.

그리고 꽉 차 있는 것은
우리 몸속의 최소단위인 세포가 있지만
그 세포들마저 원자라는
더 작은 입자로 되어 있고
그 원자마저 더 작은 소립자인
전자, 양성자, 중성자, 쿼크, 렙톤 등의
양성자인 양자 스스로 활동하고 있다는 것이다.

남녀가 합성하여 새로운 생명체가 탄생하듯이
하나의 입자는 파동이라는 파장성을
동시에 가지고 있다.

물질이 만들어질 때는 입자로 형성되고
멈추어 있을 때는 텅 빈 채로
파동 상태로 우주 전체를 초연결 하는
작용을 하고 있는 것이다.

즉, 보이지 않는 모든 것과
보이는 모든 것도 연결되어 있는 것이다.

마치 무극인 상태의 고요함은 파동 상태이지만
태극, 황극으로 변화무쌍하게
무엇을 만들어낼 때는 파동이 순식간에
입자로 바뀐다는 것이다.

굳이 인간의 눈으로 마음으로 구분하여
무극이다, 태극이다, 황극이다 하지만
그 속에는 음 기운, 양 기운밖에 없는 것처럼
입자와 파동으로 이루어져 있다.

한마디로 어떤 것에 관찰이나 관심이 깊어지면
이미 존재하는 파동에 영향을 미치므로
초연결 되어있는 파동이 입자로 변해서
원하는 어떤 물질의 형태로 변할 준비가
되어 버린다는 것이다.

세상을 거시적으로 보면서
미시세계의 양자 파동이 움직이는

현상의 결과물들이 서로 다른 파동들이 중첩되어
어떤 현상을 만들어내는데
그 방향으로 물질은 형성되게 되어 있다.

이런 모습들을
자연과 합일된 공부를 하는 도인들은
스스로 알아차리고
지구촌의 모습을 거시적 입장에서 보고
미래를 관측하게 되었던 것이고
현대 사회인들은 사회학이다, 과학이다 하는
학문을 통하여 사회적으로 일어나는 파동의
관찰을 통하여 거시세계를 예측하는 것이다.

더 나아가 사회학과 과학이 합하여 사회과학이다,
미래학문이다 할 정도로 모든 자연계 흐름을
투명하게 밝혀내고 있다.

이미 지구촌 현재 세상은
자연계 신비 현상을 증명하지 못하여도
자연의 신비 현상을 이용하여
물건으로 만들어 내고 활용하고 사용하는 것처럼

이해와 증명이 되지 않아도 상용화하는 것처럼
밝돌법 수련 역시 과학적 증명이 어렵다고 해도
체험적이고 실증적인 결과를 얻어 가지며
체득하면 되는 것이다.

만법의 시발은 그 첫걸음이 하나에서 출발하므로
그 하나가 만 가지가 되는 모습을 깨달아 가듯이
이 세상이 이루어진 원리도 같다.

작은 원자 입자가 파동을 만들어내고
물질을 형성하게 되는 것처럼
밝돌법 수련의 원리도
일기가 변하여 음,양으로 변화하듯이
음양이 합실한 중기의 작용을 습득하는 것이
그 첫걸음이자 시작이므로
중기단법을 수도의 첫걸음으로 삼는 것이다.

우주 질서의 원리에 부합한 법리인 것이다.

결국 거시세계와 미시세계는
분리된 것이 아니고 따로 노는 것이 아니라
미시세계의 확장이 거시세계라는 것이다.
둘이 아니라 하나인 것이다.

이 자연 법리의 틀을
인간사회도 이제 하나하나
알아가기 시작하는 것이다.
그러므로 자연 법리에 맞게 살아야
모든 것이 알맞게 맞아지게 되어 있는 것이다.

인류 조상들은 대륙별로 다르지만
인간의 원초적인 입장에서 보면
사람들이 바람을 강렬히 가지고
기도하고 기원을 꾸준히 하다 보면
우주의 파장을 내가 움직여서
그 기원대로 입자들이 형성되므로
내 바람대로 물질세계에서도 현상들이
일어나게 되어있는 상황들을
수없이 보고, 느끼고 했던 것이다.

이제 과학적으로도 설명이 가능하게 된
현대 정보사회이다.

결국은 우리의 염원대로 세상은 바뀌고
우주의 흐름 또한 변할 수 있다는 얘기이다.

결국 인류의 수많은 성현이
오래전부터 인류에게 전달했던
마음에 대하여, 믿음에 대하여
사랑과 자비에 대한 지혜로운 이야기가
이제 현실로 정말 삶의 중요한 포인트로
인식되어야 한다.

이 세상이
아무리 복잡하고 혼잡하게 이루어졌다 해도
근본은 하나의 뿌리에서 기반한
하나의 입자와 파동에서 출발하였으므로
그 근본 뿌리 입장에서
우리 마음을 모아 변화시키면
천지 만물과 인간 사회도 변화할 수 있다는
단순한 것이다.

무성한 잎들 속에서 특정 잎을 찾느라 고생 말고
뿌리를 움직여 크고 무성한 나무를
변화시켜야 하는 것이다.

마음이나 기운은 안 보인다고,
안 잡힌다고 버리지 말고 찬찬히 잠심하여
마음 가는 곳에 기운이 모여 있으니
잘 활용하고 이용해야 하는 것이다.

수천 년이 지나 더욱 바뀌어 있는
이 복잡한 현대 사회를 어떻게 살아가고
어떤 방향으로 살아갈 것인가에 대한
분명하고 실질적인 제안을 하는
국선도 선인들의 제안 역시
지금 시대에 더욱 중요하게 느껴지고
마음 깊이 와닿게 된다.

한마디로 내 몸도, 내가 속한 이 자연계도 우주도
하나의 같은 입자와 파동으로
서로 연결되어 있고 서로 상응도 하고
감응도 하고 있다는 것이다.

곧 내 마음이 주체성을 가지고 집중하여
진실하게 염원하고 기원하면
자연계도 우주도 감응하게 되어 있다는 것이다.

우리가 수련을 할 때
마음을 진심 되고 선하게 갖고
이타심을 가지고 널리 세상을 이롭게 한다는
염원을 갖는다는 것이
결코 허상이 아니라는 것이다.

우리 마음이 몸과 함께 심신통일 하며
세상에 이로운 것을 기원하고 바르게 염원하면
이루어진다는 것이다.

이 원리대로 밝돌법 국선도법 수련은
마음을 닦아 나가는 방법,
몸을 닦아 나가는 방법,
심신을 동시에 닦는 방법
정신과 육체를 통일시켜 더욱 승화시키는 방법,
몸과 마음, 영혼의 융합 방법까지

아주 낮은 단계부터 높은 단계까지
누구나 따라 하다 보면 익히고 습득될 수 있도록
체계적으로 되어 있는 것이다.

하늘이 열리지 않더라도
바늘구멍으로 하늘을 볼 수 있는 현대인들이고
부족하고 나약한 현대인의 모습일지라도
이미 역사의 세월 속에
성숙하고 성찰된 인류이기 때문에
역사의 그림자 같은 감옥 틀에 갇히지 않고
굴레를 벗어버리고 살아갈 수 있는
현대 인류라 생각한다.

허무하고 허상 같은 식상한 얘기지만
현재를 살고 있는 우리 사회인들이
수양하며 좋은 마음을 가지고 수련한다면
미래 후손들의 세계가 분명하게 바뀔 수 있고
나 자신의 미래부터 바뀔 수 있는 현상이
증명되고 확인되는 세상이다.

우리 모두의 노력으로
더 좋은 세상으로 변화시킬 수 있다는 얘기이다.

지금까지는 어떻게 살아왔건
앞으로 변할 수 있는 방법은
지금 이 시각 현재부터
마음과 몸을 틈틈이 닦아 나가다 보면
내일부터 조금씩 바뀌고
반복하여 매일 하다 보면
내일에서 내달로, 더 나아가 내년이
바뀌기 시작하는 것이다 .

국선 밝돌법 수련은
나를 바뀌게 하는 자기계발법이자
우리 삶의 현실을 창조해내고
미래를 계발하는 법이다.

신비롭고 경이로운 우리 몸의 조화된 심신을
갈고 닦아 나가는 공부야말로
현대 우리가 사는 사회에서
절실히 필요한 것이다.

우리 선조들인 밝돌법의 국선 선인들이
남겨 주신 이 도법이 아무리 오묘하여
현묘지도玄妙之道라 할지라도
지금 우리에게 그 실익이 없고 무익하다면
오래된 장식품에 불과할 것이다.

우주의 비밀을
비록 아주 작은 구멍을 통해서일지라도
들여다볼 수 있는 시대가 왔기에,

우주의 리듬과 함께할 수 있는 방법을
체계적이고 점진적인 단계로 밝혀 놓은
수련법이자 삶을 수양하며 지낼 수 있는
정각도 단계인 중기, 건곤, 원기단법을
선인들이 물려주신 그대로 따라 할 수 있게
온라인 앱인 "숨"을 통하여 만천하에
모두 공개한다.

현대사회에 50년 이상 보급하다 보니
사회 속성에 따라 변절하고 변질되고 혹은
감언이설로 분파되는 모습으로 비치는
현상도 나타나기에
본원에서는 바뀔 수 없는 법맥의 정통성을
온라인을 통해서 그 법수 그대로 보존하고
보급하고자 세상에 공개하는 것이니
혼돈과 혼란 없이 그 정수를 맛보기를 권한다.

누구든지 무료로 성심성의껏 따라 하다 보면
우주 자연의 리듬과 함께 할 수 있는
참 생명체의 본모습을 습득하게 되어있어
삶을 살아가는 길에,
생명을 충익하게 하는 길에
모두 큰 원동력이 되리라는 것을 밝힌다.

해보면 좋아지고
이득이 있으면 행하면 되는 것이다.
내 생명과 생활에 진실하게 보탬이 되는데
어찌 안 할 수 있겠는가!

사람의 마음은 곧 행동으로 연결된다.
사람들이 어떤 마음을 먹고, 어떻게 보고,
어떻게 생각하고 행동하는가에 따라서
사회는 만들어지고 완성되어 간다.

이렇게 마음먹고, 보고, 생각하고, 가는 행동의
순차적 모습들이 그릇된 지 바른지에 따라
우리가 사는 사회의 환경과 자연의 환경이
달라지게 되어 있다.

올바른 사회 환경이 되기 위해선
한 사람 한 사람의 바른 마음, 바른 시각,
바른 생각, 바른길로 가는 행동이
얼마나 중요한가를 알 수 있다.

바른길로 갈 수 있으려면
마음을 고를 줄 알아야
올바른 마음이 정착되고 - **正心**

매사에 살핌이 있어야
만사를 올바로 볼 수 있고 - **正視**

눈 맑고 귀 밝은 사람이
세상의 빈 곳을 찾아내는 깨우침이
나오는 것이고 - **正覺**

정의로움이 있어야 바른길로 갈 수 있고 - **正道**

정기신 통일이 잘 이루어질 때
그 행위가 바르고 흔들림이 없어진다. - **正行**

또한 시대적 환경으로 볼 때,
그 시대에 맞는 의무와 사명을 깨우쳐
행하지 못하면 아무리 올바른 일일지라도
결과는 허무할 수밖에 없다.

현대 사회는 과학 문명의 발달로 인해
자연 질서가 무너지고
사회적으로는 혼란과 큰 어려움이
닥치고 있다.

공심의 이타심과
삶의 목적과 의미에 대한 깨우침을 가지고
모든 인류가 고민해야 할 때이다.

그 깊이와 넓이에 무관하게 우리 모두 각각은,

진리의 근원을 밖에서 찾지 말고
내 안에서 찾아내어 - **正覺道源**

내 안에서 일어나는 생명의 원리를
이해하고 깨우쳐 내 것으로 만들어내고
- **體知體能**

자연과 사람이 함께해 나가는 나로 수신하고
- **伏道一和**

내 주변 사람들과 자연을 널리 이롭게 하여
함께 잘 살게 만들어내는 것이 - **救活蒼生**

이 시대 인류의 사명이자 의무이다.

먼저 간 선각자들과 상승 수행자들이
모두 이 길을 지나갔으니
내 앞에 주어진 이 길을 찬찬히
따라가면 되는 것이다.

필요하지만 생소하고 어색한 공부를 해야 할 때
심신의 자세는
헐렁하게 따라 해 보고
한적하게 해보면서
한가롭게 자연스럽게 스며들게
해보자 하는 마음을 반복하여서 하다 보면,
어느새 내 것이 되어있어
나를 변하게 하고
세상도 변해가는 것을 알 수 있을 것이다.

사람은 누구나 삶이 안정되고 편안할 때는
근심도 없고 고민이 없어지지만,
누구나 살면서 반드시 넘기기 어려움과
힘든 시기의 고뇌는 겪게 되어있다.

그런 시기가 개인이 아닌 사회적으로
집단으로 오는 오늘날의 세상에서
우리가 잘 살아가야 하는데
아쉽고 허탈하지만

오늘날의 지구촌에 살고 있는 우리는
사람 문제, 자연 문제로 함께 자멸할지
함께 대응하여 극복할지
선택하여야 할 때이다.

우선 심신을 바로 닦아내고
마음을 바로 세우는 인류를 만들고
자연에 대한 이해를 높여
지금의 문제를 함께 대응하고 극복하여
정상적인 자연, 인간, 지구촌으로
대전환해야 할 때이다.

인류는 이제,
더 이상 지체 말고
숨쉬기 공부를 해야 할 때이다.

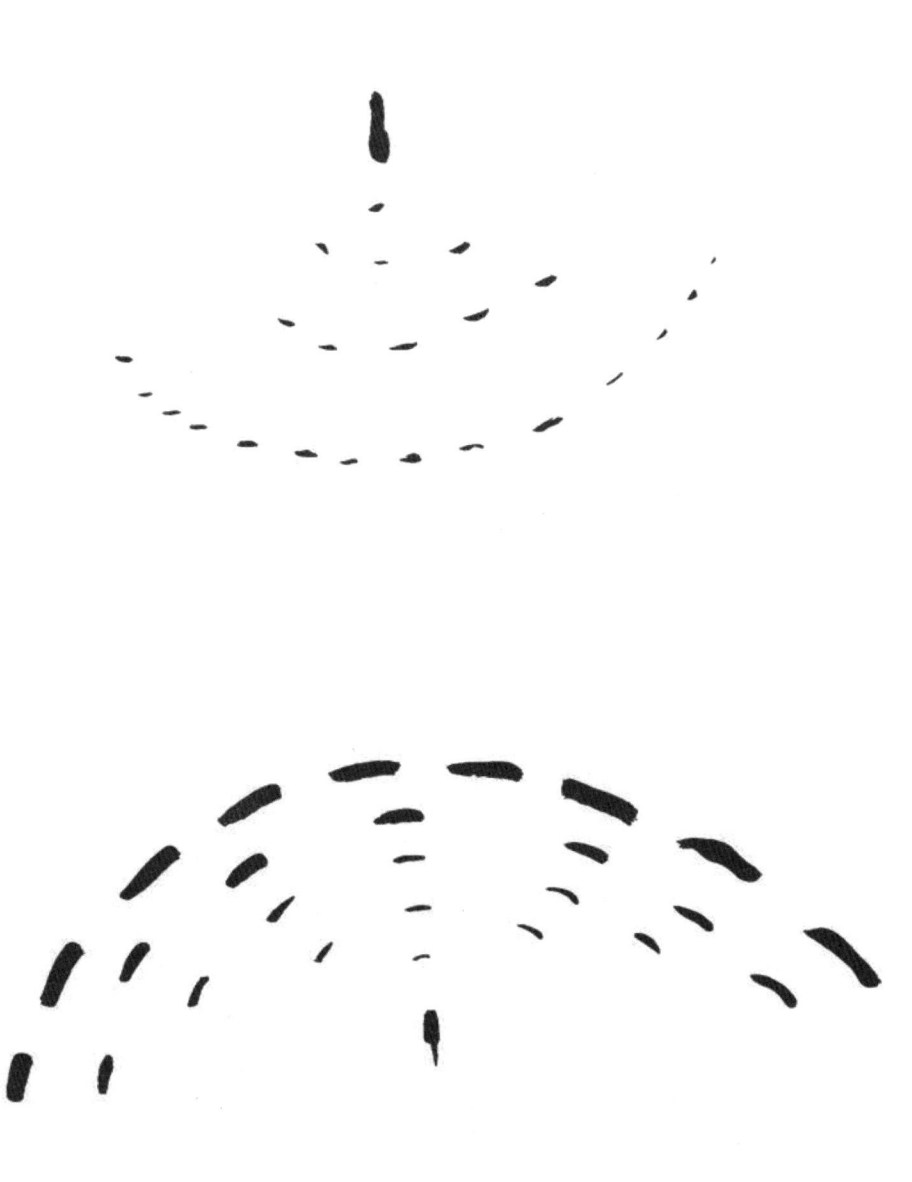

밝돌 시그널

마음이 전달되는 이심전심以心傳心이라는
말이 있다.

수련과 수도의 생활에 전념하는 사람은
반드시 스승을 만나는 인연줄이 생기게 되는데,
스승의 심법心法이란 자연의 현묘한 법리를 담기
때문에 그 묘리를 전달하고 전달받기 위해서
예부터 주로 해왔던 방법이다.

마음을 읽어내고 간파하고 독파하여
살아있는 그대로 통찰할 줄 아는 상황이 되어야
스승의 법리를 받아내고 체득할 수 있는
첫 관문이 되고 마지막 마무리가
있을 수 있다는 것이다.

그 과정은 수천 년 지난 오늘날 과학 문명이
발달한 현대사회에서도 변할 수 없는 현상이다.

아무리 세상이 변해 있다 하더라도
자연의 원리나 우주 변화의 원리는
그대로 존재하고
인간의 심리와 생리 또한 그대로이기 때문이다.

하늘은 만물의 흐름을 주도하고 이끌어간다.
그 변화 속에 불가피하게 생겨난 작은 찌꺼기가
모이고 모여 청소를 해야 할 때에는
지체 없이 큰 흐름의 파동을 만들어
변화를 일으킴으로써
제 길수를 회복하고 찾아가게 하였고,
지금까지 그렇게 흐름을 이어왔다.

자연을 닮은 스승도 마찬가지로
이심전심이 부족하고 모자라다 생각되면
단절하거나 좌절하지 않고 끊임없이 될 때까지
최선을 다해 보완하여 나간다.

그 법을 전달함에 있어 부족한 것이 있다면
말이나 글로서 전하며 보충하게 되어 있다.

마찬가지로 밝돌의 선인들께서도
제자를 가르칠 때는
항시 스스로 체득할 수 있고
스스로 발전해 나갈 수 있도록 하는 관점에
중심을 두고 기준을 삼아 법리를 체득시켰다.

청산선사께서 현대사회에
밝돌법을 전수하고 보급한 차원 역시
그 범주를 벗어나지 않았다고 본다.

예를 들어,
사람들이 좋아하는 것이 빨간색이라면
빨간색이 사회의 눈높이이기 때문에
그 눈높이에 맞게 직접 빨간색을
시범 보이는 행동을 하신다.
하지만 빨간색을 전수하고자 하는 것은 아니다.

이를테면 사람들이 하늘이 빨간색이라고
보고 말하고들 있으니
그저 빨간색에 맞추어 행동하시는 것이다.
그러고는 간혹 파란색일 수도 있다고 행동하신다.

더 나아가 하늘은 파란색이 아니라
높이 오를수록 검은색에 가깝고
검은 것에 깊이 들어가면 하얀색이 되며
하얀색의 깊은 속은 청정의 푸른색이 있다는
이치를 점차적으로 전수해 나가신다.

행동은 사람들의 눈높이에 맞게
빨간색을 보이시고
말씀은 파란색을 하시고
글로는 노란색을 적어 놓으신다.

이를 하나로 모아 낼 수 있는 통찰력이 생기면
검은 빛깔을 내는 하늘이 보인다.

이때부터 바로 이심전심의 통로가 생기게 되어
많은 양의 정보가 들어오기 시작하는 것이다.

하늘, 사람, 땅 공부의 법리를 가르치는
스승의 언행과 글에는
어느 한 톨도 버릴 것이 없다.

모두가 공무와 공사의 틀에서 나오는
조각들이기 때문에
놓치지 않고 하나하나 맞추어 나가야 한다.
장난감 퍼즐 맞추듯 해야 하는 것이다.

밝돌법이 오늘날
현대사회에 보급되고 전수되는 이유는 무엇인가,
우리 현대인이 느낄 수 있는 시그널은 무엇인가,
우리는 고민해 보아야 하고
깨우쳐 정리가 되어야 한다.

인류사회가 시대별로
모두 중요한 시대적 역할을 갖고
흘러왔음에도 불구하고
그동안 깊은 산중에서 여러 시대에 걸쳐
숨겨져 내려오던 밝돌법을
청산선사께서는 왜 하필 이때 하산하여
보급하시게 되었을까?

현대인 입장에서 이러한 의문과 호기심의 시선을
가져볼 필요가 있다고 본다.

그 생각의 출발이 곧 통찰의 첫 문일 수도
있기 때문이다.

물론 그 생각이 치우치거나
균형을 잃지 않도록 하는 것이 중요하다.
과학적, 철학적 사고의 합리성을 버리면서,
혹은 신비주의적 생각이나
종교성을 띤 기울어진 믿음으로 생각을 발전시켜
내 시각을 합리화해 나가는 것은 매우 경계하며
이를 정리 정돈 해 나가야 한다.

밝돌법은 하늘과 닮아가는 법,
우주 천지자연의 순환법을
내 몸에 받아들이는 법리를 체득하는 도법이다.

스승들은 자신이 체득한 길로
제자를 인도하고 안내하며
이들을 다시 체득시키며 법을 전수해 온 것이다.

그 공부의 대상이 우주요, 천지자연이다.

살아있는 우주가
항상 그대로인 듯 느껴지는 것처럼
우리 인간이 접촉하는 공간도
늘 그대로인 것처럼 보이나
항상 변화가 있어 왔고
우리는 해마다, 날마다 그 변화를 느끼며
살아간다.

일정한 변화가 반복될 때는
느낄 수 없을 정도로 밀알같이 작은 것들이 모여
힘을 구성하게 되므로 그 에너지 또한
흐름에 동참시키기 위해 자연은 가끔
용트림하면서 흐름을 이어간다.

이 용트림은 자연의 입장에서 보면
지극히 자연스럽고 당연한 것일 수 있지만
인간의 입장에서는 큰 변화요 큰 파장이
일어나는 것처럼 느끼게 된다.

자연이 용트림하는 모습은
어떤 도구를 가지고 하는 것이 아니라

공기의 에너지 파장에 변화를 주어 하기 때문에
인간은 이 움직이는 우주 질서 안에서
이것이 천변만변의 모습으로 다가와
그 파장을 실로 크게 느낄 수 밖에 없다.

놀이동산의 청룡열차를 타는 것보다
더 빠르게 움직이는 이 지구에
우리 모두가 타고 있다.

청룡열차가 레일을 이탈하지 않기 위해서
달리는 중간에 한 번의 뒤틀림 액션을 하게 되면
타고 있는 사람들 모두가 놀라게 되기도 하고
안전벨트를 매지 않은 사람은
자칫 이탈할 수도 있게 된다.

지금 우리가 속해 있는 이 우주는
인간의 지능적 발달과 지식의 습득으로 인해
조화로움보다는 인간의 편리성 중심으로
발전하는 데만 속도를 내어 왔다.

우리를 태운 지구나
우주 질서에 대한 생각은 뒤로한 채
궁금함을 해소하기 위해 파헤치고 깨트리고,
필요한 것을 위해 뚫어서 캐내고 파내어
복구나 환원도 없이 방치한 채
수백, 수천 년간 쓰다 남은 찌꺼기를 버리고 모아
탁한 에너지가 발생하도록 내팽개치는
그런 인간 중심적인 행동만 해 왔다.

마치 전쟁 시에 인간의 생체 실험을 진행하듯
우리는 지구를 그렇게 사용하고 활용해 왔던
것이다.

인간은 우주 에너지의 결정체인데,
그 고귀한 에너지를 순리에 맞게 운영하지 않고
동물에 가까운 약육강식적 환경을
지금도 스스로 자아내며,
우주의 순수 에너지 결정체인 우리 자신들을
잘못 쓰고 있는 것이다.

오늘날 많은 눈 맑고 귀 밝은 전문가들은
이런 문제에 대해 오래도록 경고하고
소리치고 행동하며 바로 잡자고 외치고 있다.

마찬가지로 밝돌법 선인들도
자연의 변화된 모습을 공부하는 입장에서
용트림을 느끼고 알 수 있기 때문에
상황을 가만히 보고만 있지 않았던 것이다.

그 용트림의 변화를 막을 수는 없지만
지금이라도 최선을 다해 깨우치고
바르게 실천하며 살아가길 바라는 심정에서
바른 삶의 길을 전수하고
용트림의 변화에 질적으로 대응할 수 있도록
법수를 전수하고 보급하게 되었던 것이다.

이처럼 청산선사는 이 시대의 역할을 위해
배우고 익혀왔고 키워졌던 것이다.
그리고 당신의 역할과 소명을 다해
시회 인연의 숙명을 정명으로 받아냈던 것이다.

우리는 여기에서 청산선사 일생을 밝히거나
추앙하는데 초점이 있는 것이 아니다.
청산 사부님의 바람도 그것은 아니다.

우리 겨레의 도법의 스승들과 청산선사의 바람은
오직 바른 삶의 길과 방법을 체득하게 하여
현대인들이 우리 사회의 문제점을 해결할 지혜를
얻어 가지게 하는 데에 있다는 것을 그 중심에
두어야 하는 것이다.

사회생활을 직접 하시면서
그 방안과 대안을 역설하며 몸소 실천하셨고
온 누리를 향해 비 뿌리듯
심법을 다하셨던 것이다.

그래서 누구나 배우고 익히면 된다고 하셨지
나를 따르라 하거나 나만 옳다고 주장하거나
나를 중심으로 세력을 모아내거나 하는
말이나 행동은 단 한 번도 하셨던 적이 없다는
것을 우리는 알아야 한다.

우리는 지금 어느 한 수도자의 모습과
그 결과물을 보며 다시 한번 성찰하는 시간을
갖고 있지만,
서점에 즐비한 책 수만 권 중의 한 권으로
바라보거나 수억 명의 별난 인간 중 한 사람으로
바라보며 그렇구나 하는 정도로
간과해서는 안되리라 생각한다.

사람의 의심병이란
눈앞에 금을 보고도 확인해야 하고
돌을 보고도 확인해 보아야 한다고 하지만
의문과 의심은 종이 한 장 차이다.

의문은 깨우치고 바른 문을 열게 되지만
의심은 부정이 부정을 낳게 되어
결국 자신을 벼랑으로 몰고 간다.

의문을 푸는 최고의 방법은
맛을 보고 먹어 보는 것이다.

그래서 우선 밝돌법 수련을
조금이라도 해보고 익히면서
내 몸과 마음에 조금이라도 도움이 되고
생활과 생명에 이로움이 있다면
남녀노소 누구나 하면 되는 것이다.

한 사람 한 사람의 마음이 변화하고
행동이 변화하여 보다 살기 좋은 조화로운
세상을 우리 손으로 만들어 갈 수 있는 것이다.

사람마다의 변화는 작지만 작은 것이 아니다.
우주의 결정체가 모여 사람으로 구성되어 있고
이 큰 우주는 모두 연결된 하나의 유기체나
다름없기 때문에 한 사람의 작은 변화가
큰 변화를 만들어낸다.

밝돌 수련법은 인간의 생명 탄생의 시작점인
숨 쉬는 법부터 올바로 익혀 나가는 것이고
근골의 생김새대로 운동시키고
기혈을 원래대로 순환시키는 수련법이다.

자연에서 받은 그대로를
복원시키고 보존하는 수련법이기에
인간의 본래 면목을 되찾게 되는 것이고
자연에 순천하며 조화롭게 살아가는 법을
터득하게 되는 것이다.

지구촌 인간의 역사는
세상을 바르게 이끌어갈 이론과 지식이 부족해서
문제가 있고 실행 못하는 것이 아니다.

작은 실천, 바른 마음의 소박한 실천 자세가
필요한 것이다.
체지체능을 실천하는 덕목을 제일로 삼는
밝돌의 수련법을 익혀 나가
온 인류가 조화로운 삶을 만들어 가기를
간절히 바라면서 글을 마친다.

글에는 글로 표현하지 못한 메시지가 있기
마련이다.
법은 더욱 그러하다.

밝돌법에서 주는 메시지를 글로 만들어 보았고
글을 통해 속삭이듯 그 메세지를 전달해 보았다.

지직대는 오래된 라디오처럼
잡힐 듯 말 듯한 신호를 어설프게 정리하여
마지막 남은 옷마저 훌훌 벗어 놓고
이제 폭포수에 심신을 맡기러 들어간다.

여러분이 느끼는 시그널은 어떠하신지?

에필로그에 앞서

3년 전, 국선도본원의 울타리로 돌아와
20년 만에 다시 문지기를 하게 되었고
그간 고생했던 본원의 도반 동료 후배들과
도담을 나누며 3년을 지냈다.

그러나 즐겁고 행복한 것도 잠시,
본원을 재정립하고 도풍道風을 다시 세우는 것이
급선무라는 것에 모두 하나 같이 뜻이 모아졌다.

제일 먼저 해야 할 것이 수련법 등
국선의 정신을 정립하는 것이었다.

그간 많은 분파가 생기면서
어떤 것이 진정한 청산 사부님의 법수이고
지도법인지 그 내용도 방법도 혼돈될 만큼
사회적으로 복잡해져 있는 상태였다.

청산 사부님의 흔적이 희미해지며
실존 인물이 아닌 전설 속의 인물로 인지되거나
직접 쓰신 교재들마저 있는 줄도 모른 채
수련법이 무분별하게 확산해 가고 있으니
본원으로서 그 책임을 통감하지 않을 수가
없는 상태였다.

책임의 일환으로 우선 사부님과 함께했던
나의 경험을 토대로 듣고 배운 사부님의 말씀을
그대로 정리하여 책으로 내자는 의견이 모아져
"이제 숲을 이루니 청산이 되었구나"
"숲이 숲을 만나 더 큰 청산을 이루네"
"청산 속에서 청산을 보니 비로소 비경이로다"를
출간하게 되었다.

그러고는 2022년 국선도 개원 55주년이 되었다.
55주년을 위해 무언가 해야 하겠다는 사명감에
사부님 사회 활동의 흔적을 잘 보존하고
길이 남을 수 있도록 하기 위하여
청산뮤지엄을 조성하자는 데로 힘이 모아졌다.
지체 없이 바로 준비 작업이 들어갔다.

그렇게 해서, 지금으로부터 약 9개월 전
청산뮤지엄의 전시를 준비하기 위해
그동안 고이 간직하고 귀중히 보관하고 있었던
청산 사부님의 모든 친필 원고와 사진 등의
자료를 다시 하나하나 꺼내 보게 되었다.

그런 과정에서 나는 사부님과 함께했던
그 시간을 돌이켜보는 깊은 회상에 빠졌다.
사부님이 말씀하시던 내용, 그 표정,
말투와 음성 그 모든 것이 생생하게 되살아나
마치 그때 그 시절로 다시 돌아간 듯한
느낌이 들었다.

수일 내내 사부님과의 다양한 추억 속에서
나름대로 고심하여 얻은 나의 결론은
수련에 대해 사부님께서 안내해 주시며
내게 인정해 주시고 확인해 주셨던 내용들을
더하지도 빼지도 말고 당시 그 기억 그대로
아는 만큼 최대한 글로 정리해 보자는 것이었다.

어쩌면 내게는 극히 상식적이고
자연스러운 내용이지만
오늘날 밝돌법을 지도하는 지도자나
회원분들에게는 약간은 다른 시각으로 비쳤던
수련에 대한 모습을 사부님께서 알려주신
그대로 공유함으로써 밝돌법 수련에 대한
올바른 공부의 실마리가 될 수 있겠다는
확신이 들었다.

신기하게도 한 번 펜을 드니,
3일 밤낮 멈추지 않고 글을 쓰게 되었고
그렇게 일필로 원고를 완성하게 되었다.

워낙 깊이 새겨져 있어서 그런가,
내 마음속에 있던 내용들을 꺼내는 것이
마치 책장에서 책을 쑥 꺼내듯
단번에 글이 쑥 써진 것이다.

4월에 원고를 완성하고는
책을 인쇄하지 못하고 9개월이 흘렀다.

왜냐하면 국선도 개원 55주년 기념에 맞춰서
먼저 청산뮤지엄 전시를 완성했고
그 전시 내용이었던 사부님의 사회 활동 일대기
를 도법 차원에서 사실 중심으로 담은 책
<청산 갈대밭에 콩심다>를 한두 달 작업하여
먼저 출판했기 때문이었다.

그뿐만 아니라, 지난 몇 년간 기획하고 준비해 온
우리의 숙원 사업인 모바일 수련앱을 완성하여
이 책 <변방의 속삭임>과 같이 론칭할 수 있게
하려다 보니 앱을 완성하는 시간까지
9개월이나 시간의 텀이 생긴 것이다.

모바일 수련앱은 수련을 배우고자 하는
누구나 금전적 부담 없이 올바른 수련법을
언제 어디서나 배울 수 있도록 하는
사부님의 염원이 담긴 것이다.

바쁜 일상을 사는 현대인들이 시공간에
구애받지 않고 수련할 수 있도록 하는 것이

사부님께서 하산하여 이루고 싶었던
가장 큰 소망이었던 것이었다.

그렇게 우리는 온라인으로 누구나 어디에서나
밝돌법의 정통 수련법을 올바로 정확하게
따라 배울 수 있는 앱을 만들게 되었고,
다행히 하늘이 도와서 무사히 완성하고
이 책과 함께 세상에 내놓게 되었다.

드디어 마무리하게 되니
한편으로는 허전하고 한편으로는 터질 듯한
기쁨이 가슴 속부터 벅차오른다.

모바일 수련앱 <숨>의 출시와 함께
긴 시간의 틈새를 마음으로 이으며
길게 몰아쉬었던 숨을 이제 정돈하며
<변방의 속삭임> 책도 마무리하려 한다.

틈새로 인해 그 흐름이 흔들리긴 하였지만
다시 조절하여 조화로움을 만들어내며
마무리해본다.

아는 것도 매우 부족하고
표현력은 더욱 부족한데도
글을 간단명료하게 쓰지 못하고
쓸데없이 군더더기 살을 붙여가며
글짓기를 한 것에 대해 후회가 인다.

더 잘 설명하고 더 잘 이해되게 하려는 내 마음이
오히려 티가 되지 않았나 하는 생각이 들어서다.

결국 "숨을 올바로 잘 쉬자, 숨에서 만사가 나온다,
숨이 우리 생명줄이다."는 이야기를
하려 했던 것인데,
부족하게 정돈하여 생긴 흠집을 인정하고
부끄럽지만, 핵심을 재삼 강조하며
다시 한번 숨을 고르고 본 에필로그를 통해
인간 생명의 신비를 엿볼 수 있도록 정리해 본다.

에필로그 1

생명의 신비를 엿보다.

현생 인류가 출발한 지 수십만 년이
되었다고들 한다.
지구는 80억 인구를 태워
인류 시작 전이나 지금이나 변함없이
우주를 항해하고 있다.
참 경이롭다.

인간 생명체의 출발은 언제, 어디에서일까?
궁금증이 생기지 않을 수 없다.
한 곳에서 시작하여 분산됐는지,
여러 곳에서 시작하여 분산됐는지,
물고기, 원숭이, 인간으로 진화 발전했는지,
무언가에 의해 그냥 인간 자체로 탄생했는지,
부모와 조상이 있는 것을 보면
분명 그 시작의 끝점이 있을 텐데…!

닭이 먼저인가, 알이 먼저인가의 문제처럼
돌고 도는 수수께끼로 남아 있을 수밖에
없을 것이다.

설사 사실이 밝혀진다 해도
자신이 믿는 것만 믿는 인간 세상이기에
진실이 중요하지 않을 수도 있다.
하지만 우리가 살아가면서 고찰해 봄 직한
너무나도 중요한 문제임은 분명하다.

이 간단한 의문에 답이 도출되는 과정에서
그 많은 종교와 철학과 사상들이
세상에 쏟아져 나온 것을 보니 말이다.

더 나아가 사람 생명체의 구조와
그 신비한 메커니즘은 어떠한가?
손가락, 발가락의 정밀한 움직임에서부터
머리카락 솜털이 서는 감각까지,
혹은 멀리 떨어져 있지만 무언가를 느낄 수 있는
예지적 초감각, 초월적으로 일으키는 기적 등은
우리 주변에서 간혹 볼 수 있는 현상들이다.

우리가 경이로워하고 신비로워하는
저 광활한 지구 바깥쪽 우주,
존경의 대상인 천지자연의 신비로움 못지않게
인간 생명체의 몸과 마음도 신비롭기만 하다.

이런 궁금함을 가지고 그 원리를 연구한
동서양의 깊이 있는 철학자와 과학자들은
결국 자연과 하늘을 꼭 빼닮은 것이
인간이라고 결론짓게 된다.

이리 맞추고 저리 맞추고 다 맞추어 보아도
그게 맞기 때문에 대우주와 소우주(인간)라고
부르게 된 것이다.

이런 류를 연구하는 사람들을 넓게 보면
종교인, 철학자, 물리학자, 우주학자, 인체학자,
생물학자 등이고,
각자 무수히 많은 전문적 분야로 연구를 해왔고
앞으로도 그 연구는 계속될 것이다.

우주 천지자연의 법도에 부합하려고 노력하는
수련인들 또한 그 연구에 동참하는
하나의 가지임에 틀림이 없다.

비록 사회가 인정하는 분류군에 들어가진 않지만,
고대 동방으로부터 지금까지 전해 내려온
밝 받는 법을 닦아 나가는 수련인들은
수련하면 몸과 마음에 변화가 오는 것을
직접 느끼면서, 생명의 신비함을
이론으로 알게 되는 것이 아니라
실체적 체험 정보를 가지고 체득하게 됨으로써
그 신비로움에 접근하기 때문에
책이나 글로 하는 이론적 연구가 아닌
체득의 실증적 연구자가 되어 버린다.

어쩌면 이 글들은 그저 수도인의 한 사람으로서
체득한 것을 통해 정리해본 추론에 불가하지만
현재 우리 사회에서 많은 사람이
밝돌법을 수련하고 있기 때문에
이러한 정보를 공유하고 교류되고 거름이 되면

더욱 깊고, 높고, 밝고, 넓고, 열린 수련자들이
나올 수 있으리라 희망하기에
부족하지만, 과감히 마침표를 그려본다.

사람은 보이는 것과 보이지 않는 것이 합하여
하나의 생명체를 이루고 있다.

보이는 것을 우리의 신체, 즉 몸이라 하고
보이지 않는 것을 통칭하여 정신 또는 마음이라
하고 살아간다.

정신이나 마음에 관련된 것은
아직 과학적으로나 구체적으로 시원하게
밝혀지거나 증명되지는 못했지만
많은 사람이 살아가면서 느끼고 체험하는
실체이기 때문에 마음과 정신이 있다는 것을
우리는 부인할 수 없을 것이다.

동방 의학이나 현대의학의
인체 해부학적 입장에서 생명체를 분석해 보면
몸을 컨트롤 하는 곳인 뇌와 숨을 마시는 코와

음식을 먹는 입의 조화로 생명이 존재하고
영위된다고 한다. 그것이 사실이다.

하지만 여기에 정신의 개념을 더해보자.
냄비 안에 김치와 고기가 있다.
김치는 정신이고, 고기는 육체라 치자.
고기만 분석하고 김치는 분석을 안 한 상태에서
냄비를 끓이면 그 분석 결과에 있어
이론적으로는 고깃국물만 나와야 하는데
김치가 섞인 예상 못 한 결과의 맛이 나온다.

이렇듯 우리 생명체에는 정신과 마음이
분명 함께 존재하여 항시 공존하는
유기적 연결 관계에 있기 때문에
실험도 분석도 어려울 수밖에 없다.

긴 세월 동안 인류는 사람을 연구하는데
사람을 그저 하나의 물질로 보고 연구를 했고
연구 대상도 살아있는 생명체가 아니라
주로 죽어 있는 혹은 죽어가는 생명체를
대상으로 한 데이터가 쌓여온 것이다.

물론 모든 실험과 연구에 대한 노력은
높이 평가해야 마땅하다.
하지만 그 실험 결과는 접근부터
완전하고 온전하지 못한 채로
인류 모두에게 적용되고 활용되어 왔다고
볼 수밖에 없다.

왜냐하면 우리 몸은 물질이긴 하지만
동시에 살아있는 생명체이기 때문에
시시각각 멈추어 있지 않고
대자연의 모습과 같이
수시로 변하고 있기 때문이다.

그런데 변화하는 물질인 우리 생명체를
멈추어진 물질로 실험한 데이터를 가지고
적용하여 활용하고 있는 것이다.

우리 사회가 더욱 열린 사회로 변화하며
점점 숙성되어가고 있기에
앞으로 많은 부분이 채워질 것이라 알지만
마음 한구석의 답답함은 여전히 남아 있다.

우주의 수많은 별이 한시도
그대로 멈추어 있지 않고
움직이고 변화하는 것처럼
우리 생명체도 똑같이 변화하며 멈추지 않는다.

인류는 그동안 물질문명이 발달하는 과정에서
현재 수준의 높은 과학 문명을 만들어 냈다.
인류 역사 이래 최대의 산물이라 생각된다.

물질문명을 탄생시키며
인체에 대한 연구도 깊이 있게 진행되었지만
아이러니하게도 그 신비를 완전하게
밝히지 못한 채 멈춰 있다.

분명한 것은 전 세계 대부분의 문화는
인체를 지배하는 정신과 마음에
분명 깊은 관심을 가지고
사회가 발달하고 대를 이어오는 과정에서
저마다의 정신문화를 발전시켜 왔다.

그래서 사람들은 어렵고 힘들면
마음이나 정신을 찾아 무언가 보이지 않는
영적인 힘에 의존한다.

물질이 발달하여 온 문명사회 속에서
몸을 물질로 사고하는 과정에서
동시에 인류는 정신과 마음에 대한 미련을
버리지 못하고 오히려 더 깊이
형이상학적인 차원으로 빠져들어
정신의 의미를 보존하며 살아왔던 것이다.

인체에 대한 과학적 분석 내용과
문화적 관습에서 내려오는 마음 정신의 내용을
융합해가며 현대의학이 풀어내지 못하는 문제를
풀어내는 연구가 진행된 지도 한참이다.

의학을 대체할 것이 필요하다 하여
대체의학이라 부르고,
하나의 분야로까지 자리 잡고 있다.

그러다 보니 현대의학 최전선에 있던 전문가들이
자신들의 의학적 경험을 밑바탕에 두고
다양한 문화권의 대체 요법에 눈을 뜨다 보니
종합의학 또는 통합의학이 떠오르고 있다.

이렇게 이미 육체와 정신에 대한
종합적이고 통합적인 연구의 흐름이
만들어지고 있는 상황 속에서
밝돌법 수련자가 무엇을 더할 수 있을까 하는
회의도 들지만, 한편으로는
의사나 대체의학 또는 통합의학 연구자들이
체험해보지 못한 밝돌법을 체험해 본 자의
시각으로 한마디 거들면 언젠가 누군가에 의해
참고될 날이 있으리라 생각된다.

왜냐하면 밝돌법은 살아 있는 생명체를 가지고
수시로 변화하는 심신을 직접 느끼고 연구하고,
또는 의지로서 변화를 일으키기도 하는 등
수많은 체험 속에서 자각되고 체득된 빅데이터가
모인 수련법이기에 언젠가 사회 연구에
꼭 필요할 것이라는 거다.

인간 생명체는 정신과 육체로 이루어졌다.

육체는 물질이고 만질 수 있고 보이는 것이다.
정신은 보이지 않고 만질 수도 없다.

정기신에서 나온 말이 줄어서
정신으로 쓰인 것이다.
정기신은 넋얼령이라고도 한다.

생명이 탄생하기 전 잉태한 상태에서는
포유류 동물과 같이 인간도 동물이다.
하지만 인간이 배에서 나와 탯줄을 자르는 순간
자연스럽게 공기가 코를 통해
우주에서 폐로 빨려 들어가면서
우주의 기운 에너지가 인간의 정신(영혼)으로
들어가며 공기와 함께 자리 잡는다.

보이지도 않고 만질 수도 없지만
우주 에너지인 기운이 모여
어떤 역할을 하는 기능으로 발전하며
우리 몸속에 들어와 자리 잡게 되는 것이다.

그 영혼이자 정신이라 불리는 것을
정기신 또는 넋얼령이라 하는 것이다.
이 정기신을 우리 밝돌 선인들은
삼혼칠백이라 하였다.

삼혼은 정기신을 말하고
각각이 마치 군주, 신하, 백성으로 구분되듯
역할이 있다고 하였다.

칠백은 이 삼혼의 작용을 원활하게 하기 위해
육체와 정기신 사이에서 상호 하나로 연결될 수
있게 보완하고 보조하는 기능을 한다.

보이지 않는 가벼운 것은
보이는 무거운 것에 의지하여 존재한다.

정精이라고 하는 넋은
하복부 신장에 의지하며 자리 잡고,
기氣라고 하는 령은
대뇌와 소뇌 사이에 자리 잡아
의지하며 존재하고

신神이라 하고 하는 얼은
심장에 의지하며 자리 잡는다.

정기신精氣神은 한문이 나오면서 생겨난 말이고
우리말로는 넋얼령이라고 한다.

동방의 의술서인 황제내경이나 동의보감에
정기신精氣神의 원리가 자세히 기술되어 있고
인체의 근간을 이루는 핵심이라고 밝혀져 있는데
이는 밝돌법 수련이 오래되었음을 확인하는
중요한 단서가 되기도 하지만
동시에 동방 의학의 시초가 어쩌면
밝돌법 정기신 원리를 터득한 것이
그 기반이 되었을 수도 있다고
유추해 볼 수 있겠다.

아무튼 사람들에게는 "정기신"이 "정신"이 되어
수천 년 입으로 전해 내려오게 되었다.
즉 우리가 생각하는 마음과 정신의 본체는
이 정기신 넋얼령이라는 말이다.

정신은 주인이고 몸은 머슴이라고 들 한다.
틀린 말은 아니다.

하지만 이 말은 유기적 관계 속에서 보이는
각각의 역할을 얘기한 것이고,
실제는 이 둘이 수평적 관계이지
상하 관계는 아니다.

사람들은 사람이 만들어낸
윤리와 도덕 그리고 신앙적 관념에서
물질인 몸보다 정신인 비물질을
더 중요하게 생각해왔고 중시해 왔다.
몸은 언젠가 없어지는 물질이므로
하대 되어 온 것이 사실이다.

틀린 생각은 아니라고 본다.
하지만 수평적 관계에서
각각의 역할이 다를 뿐이지
몸을 하대하면 안 된다고 본다.
그 이유에 대해 실증을 가지고 얘기해보겠다.

우선 몸에 상처가 나면,
예를 들어 저 말초에 있는 새끼발톱에
가시가 찔리면 우리 마음과 정신은 어떠한가.

당장의 마음으로 느끼는 불편함은 물론이고
시간이 흘러 곪고 상처가 나고 심각해지면
그 고통과 정신적 충격은 어떠한가.

우리 몸은 정신을 본체라 하면
몸은 그릇인 동시에
세상 우주와 연결하는 안테나요,
소통의 연결 통로 역할을 하는 것이다.

그러므로 조금이라도 상처가 나면
그 즉시 정신적 타격을 받게 되어 있다.
내상이건 외상이건 마찬가지다.

좀 더 거시적이고 종합적인 시각에서 바라보면
우주 가운데 인간 생명체는 처음에는
동물과 똑같이 몸이 만들어지며 탄생한다.

하지만 동물과 다르게 인간에게만은
탄생 시 우주에 있는 우주정신이 들어가게 된다.

이 우주정신이라는 것이 무엇인가.
표현하기 어려워 우주정신, 우주질, 에너지라고
표현하지만, 실상은 우주를 이루고 있는
원자 소립자들의 집합체인 것이다.

원자들은 소립자 군으로 이루어져 있어
각각의 생명 활동을 한다.
그 살아있는 원자들이
인간 생명체 안으로 들어가는 것이다.

원자 속 작은 소립자들은
우주 멀리 있는 것이나
내 몸 안에 있는 것이나 같은 것이다.

인간의 완성된 몸은 다른 동물들과 다르게
이 소립자 군이 이합집산하면서
정기신이라는 3가지의 기운으로 분류되어
인체로 들어가 자리 잡는 것이다.

이 기운이 인체를 총괄하며 모든 것의 최후
조종자 역할로 자리 잡아 활동하기 때문에
정신이다 마음이다 하게 된 것이나
실상은 정기신이라는 것이다.

우리 생명체가 이렇게 우주를 구성하고 있는
같은 소립자들로 구성되어 있기 때문에
인간을 소우주라 하는 것이요,
대우주에 속한 생명체임이 틀림없다는 것이다.

소우주의 구조를 한번 생각해보자.

노후한 경운기와 고성능 AI 시스템이 탑재된
최첨단 자동차가 있다고 상상해보자.

기름을 먹은 경운기는 시동을 걸면
스파크를 일으켜 기름을 태워서 엔진을 돌리고
그 동력으로 바퀴를 돌리며 강력한 힘을 쓴다.
원리는 단순하다.
같은 원리지만 더 복잡한 자동차를 보자.

요즘 나오는 자동차는 연결선 등 곳곳에
컴퓨터 회로가 연결되어 활동을 통제하고
제어한다.
어디에 무엇이 문제인지, 안전한지,
디지털 화면을 통해 한눈에 볼 수 있다.

즉 보이는 전선과 파이프 등에 선들이 연결되어
전자와 전기의 힘으로 모든 것이 통제된다.
마치 우리 몸이 뼈대와 근육이 있지만
이를 핏줄과 신경선이 통제하고
호르몬 분비를 통해 관리하는 고차원적인
시스템인 것처럼 같은 원리들이다.

하지만 이 동력의 근원으로 산소가 있어야 하고
연료가 있어야 한다. 연료 저장소가 있어서
산소와 결합하여 동력을 얻는다.
연료가 떨어지면 경운기도 자동차도 멈춘다.

이 연료 저장소는 우리 몸에도 있다.
눈에 안 보이기에 모른 채 살아가고 있다.

분명 차고 넘치거나 떨어지고 고갈되는 것은
우리가 알고 느끼고 있지만
그것을 어떻게 채워야 하는지는 생각하지 않고
살아가고 있다.

한마디로 우리 몸에는
우주 에너지가 들어와서 머무는 곳이 있다.
머물고 저장하고, 그때그때 사용할 수 있는
에너지 저장탱크이다.

이게 없으면 우리 몸에 에너지를 저장할 수 없어
조금만 움직여도 지치고 말 것이다.

경운기도 자동차도 전기이든 기름이든
저장하는 탱크는 있어야 한다.

그렇게 연료 저장소가 있고,
나머지는 복잡한 회로를 한곳에 모아서
통제하고 관리하는 회로판의 역할을 하는 곳이
바로 우리 몸의 빅데이터 저장소이자
컨트롤 타워인 뇌이다.

뇌는 연료를 저장하는 곳이 아니다.
우리 몸의 연료는 보이지 않는
우주 에너지이기 때문에
그 연료통 역시 눈에 보이지 않는다.

안 보이는 것은 만질 수도 보이지도 않는다.
하지만 보이는 것에 의지하여 살아갈 수 있다.

장부의 하부에 있는 양 신장에
의지하며 존재하는 것이 정精의 기운이다.
우주 에너지는 여기에 집합하게 되어 있다.

고대부터 현대까지도 동방의 의학에서는
정기신의 역할과 정의 원리에 대해서
무수히 많은 이야기가 있을 정도로 중시되었다.

우리 몸을 깊이 관찰해보면
분명히 에너지를 저장하는 장소가 하복부에 있고
그 기운이 쓰이도록 하는 곳이 뇌인 것이다.

현대의학과 과학에서는
생체 시스템에 대해서 집중하여 탐구하다 보니
뇌에 많은 연구가 집중된다.

하지만 뇌를 움직이는 에너지가
아랫배 양 신장에 있고,
에너지가 거기에서 올라간다는 사실을
알아야 한다.

또한 데이터를 뇌에서 저장, 분석하지만
어떤 결정을 내리고 추진하는 것은
심장에 의지한 얼의 작용이자
정기신의 신神의 작용이라는 것을 알아야 한다.

우리 몸의 생명체를 조화롭게 만들어주는
호르몬 작용도 우리 생각과 감정에 의해서
현상으로 나타나듯이
기운의 작용 또한 마찬가지로
심장에 의지하여 결정하는 역할을 하고
뇌에 의지하여 저장하고 분석하는 역할을
하는 것이다.

그 뿌리는 신장에 의지하는 정精이라는 곳이고,
이곳에 에너지가 충만해야 뇌로, 심장으로
잘 소통되는 것이다.

즉, 우리 몸과 마음은 정기신의 관리를 통하여
기운차고 원활해지는 것이다.

인간 세상은 물질적 생활에 필요한
인지 능력의 발달로 인해서
인간 본능적 정기신의 퇴화 과정을 거쳐왔고
그 과정에서 유심론과 유물론적 사고를 가지고
종교와 신앙의 논리를 세운 이데올로기를
창출하게 된다.

그 둘은 육체인 물질에 중심을 두고
만물 만사를 바라보느냐
정신과 마음에 두고 만물 만사를 바라보느냐의
문제로 각양각색의 논리가 만들어지고
분화 발전해 오다 현대사회에 와서는
자본 중심의 민주주의와 공산 중심의 민주주의가
대립하며 힘겨루기하는 듯하다.

그러나 공산권이나 자본권의 사람이건 간에
누구나 사람의 마음속에는 항상 이 양면성을
문제와 숙제로 안고 살아가고 있다.

현대사회가 아무리 고도 과학 문명사회일지라도
물질 중심의 문명이기 때문에
정신문명이 조화하여 융화되지 못하면
사회의 어려운 문제들을 해결하는 것을
어려울 수밖에 없다.
그 이유는 어느 한쪽을 중심에 두고 있기
때문이다.

우주의 소립자는 한번은 음으로 한번은 양으로
변하는 양면성을 동시에 갖는 것이 특징이고
이는 동양 음양학의 기반이기도 하다.

우주 에너지는 음양성을 동시에
가지고 있다는 것이다.
그러므로 사람의 마음과 정신도
어떤 환경, 어떤 상황이냐에 따라
음성으로 양성으로 변화하게 되어 있다.

절대로 음으로 균일하게 보아서도 만들어서도
양으로 획일적으로 보아서도 만들어서도
안되는 것이다.

우리는 이 양면성을 다 인정해야 한다.
공산주의다 자본주의다, 유물론이다 유심론이다
하지만 유물론의 뿌리도 사실은 마음을
중심에 두고 있다.
공산주의도 결국 자본이 필요하고
계급이 필요하기에
마음을 지배하는 자가 상층부에서
지도하고 독주하게 되어 있다.
자본주의나 공산주의 두 분류 다 편협되어
있을 수밖에 없는 것이다.

모든 것이 항상 음으로만 적용할 수 없고
반대로 만사를 양으로만 적용할 수 없듯이
음양은 하나의 기운이 양성을 동시에 갖고 있기
때문에 수시로 변화무쌍하게 변화하며
성장하는 것이다.
지구촌 인류사회도 마찬가지이다.

이념과 철학과 종교가 어떠하든 간에
인류는 시기와 환경에 따라 수시로 변화하고
융통성을 발휘하며 발전하고 있다.

옳지 못하거나 잘못된 것은
그 질량이 차면 찰수록 거부감이 들기 때문에
인간 스스로가 거부하고 밀어내게 되어 있기
때문이다.

인간은 최고로 발달한 대우주의 축소판이기에
만사의 원리를 몸과 마음으로 체크하고
받아들이고 뱉어내고 밀어내고 하는 것이다.

이것이 곧 인체주의라는 것이다.
누구나 숨쉬기를 통하여 대기와 상통한다.
누구나 몸을 통하여 몸이 안정되고 편안해지는
것을 찾아서 취한다.
모두가 인체라는 인류 공통적 요소를 기본으로
삶을 살아가고 있는 것이다.

밝돌법에서는 현대사회의 인류가
인체주의적 철학 개념인
개전일여관 個全一如觀으로 누적된 불합리와
혼잡하게 얽혀 있는 이념적 갈등을
충분히 정돈할 수 있다고 생각한다.

그 이유는 모든 실마리에는 끝과 시작이 있기에
기본부터 다시 정리하면서 정리해가면
만사가 해원 될 것이라고 보는데
숨쉬기가 모든 생명의 시작이자 끝이기 때문이다.

인체주의란 유물적 중심의 사고가 아니라
생명의 탄생과 성장의 원리에 있어
육체라는 정신을 담는 그릇이 있고
그 그릇에 담긴 보이지 않는 마음, 정신이라고 하는
것이 있다는 것에 바탕을 둔 원리이다.
정신적 목적을 몸으로 실현한다는 의미를 가진다.

이는 정신만을 강조하는 것이 아니라,
몸과 마음을 수평적이자 서로 다른 역할을 하는
공존의 관계, 그 자체를 통으로 인정한다는 의미다.

현재의 인간 사회는 인간의 모습과 기능을
육체와 정신 어느 한쪽 중심으로 접근해버린다.
그 결과 몸은 기계 부속처럼 다루게 되고
사회 시스템 속에 그 노하우가 축적되고 있다.

그리고 인간 스스로가
정신은 우주로 한없이 뻗어나가 보이지 않는,
실체도 없는 가상의 것으로 시나리오를 쓰면서
육신을 창살로 가두어 버리는
굴레를 지속해서 만들고 있다.

그 결과 땅에 발을 디디고 설 수 없게 된다.
땅은 우주 공간에 떠 있다.
그저 우주 미아가 될 뿐이다.
인간의 정신은 비록 대우주의 정신과 같지만
지구라는 땅에 육신을 두고 살고 있는 존재이다.
이상적인 마음 정신으로,
획일적인 사상 철학으로 제도할 수 없는 것이
천리인 것이다.

아무리 훌륭한 종교적 법리가 나온다고 하더라도
그것으로 만사를 통일적이고 획일적으로
만든다는 것은 불가능하게 되어 있다.
우리의 몸과 마음의 구조가
그렇게 창조된 것이 아니기 때문이다.

그래서 우리는 지구에 살고 있는 이상
항상 인체를 기준으로 삼고 만사를 보고,
처리해야 한다.

가령 모든 인류는 밥을 먹고 산다.
잠을 잔다. 불편하면 괴롭다. 기쁘면 행복해진다.
나쁘면 화가 난다... 등등
모든 인류에게 통하는 공통점이 있다.

내가 불편하면 남도 불편한 것이다.
내가 불편한 것을 힘이 있다고 해서
남에게 넘기면 인체주의에 어긋나는 것이다.

이런 인류의 인체에 입각한 공통분모를
하나로 모아내고 데이터를 분석하고

불편한 점을 하나로 수집하고 데이터를 분석해서
서로에게 두루 좋은 점을 실천할 수 있는 방법을
강구하는 것이 인체주의이다.

이는 모두가 환영할 수밖에 없고
싫은 것도 함께 감당해낼 수 있게 되는데
이는 모두 투명하게 처리되기 때문이다.

우리 몸의 정기신 작용은
비록 인체에서 일어나지만
그 영향은 정신의 밥이요, 마음의 힘이 되는
우리 생명에 근원적 변화를 몰고 오며
우리 사회를 근본적으로 변화시킬 수 있는
것이다.

이 단순한 정신, 곧 정기신의 작동 원리가
인간 세상의 종교적 갈등, 사상적 갈등을
해결할 수 있는 실마리가 될 수 있다는 것이다.

그럼, 이 인체주의 관점과 정기신 호흡에 관한
이야기를 한번 해 보겠다.

복잡하지만 단순하다.
복잡한 것이 오랜 시간의 검증과 자각을 통해서
단순명료하게 응축되어 개발된 것이다.

정기신의 우주 에너지를 받아들이는 방법은
쉴 때나 잘 때 이루어진다.
의식이 복잡하거나 운동 상태일 적에는
에너지를 축적하는 것이 아니라 쓰는 상태이므로
고요히 쉰다든지 지쳐서 잠을 자든지 해야
회복되듯이 우리 몸은 그런 상태가 되어야
에너지를 흡수할 수 있게 된다.

밝돌법 수련이란 한마디로 잘 때나 쉴 때처럼
절로 에너지를 받아들이고 의식이 들어가면서도
더 많고 크게 에너지를 받아들이는 연습을 하여
언제든지 원할 때 자유롭게
에너지를 흡수할 수 있게 하는 수련법이다.

정기신은 우리 몸의 최후의 관리자요,
최상층의 지도 감독 기관이나 다름없고
힘의 원천인 것이다.

그 에너지를 활용하여 세포가 전기를 일으키고,
생명의 활동을 하고, 피가 돌고, 음식이 분해되고,
다시 에너지를 만들어내고 활용되게 하는
우리 몸 메커니즘의 원천은 곧 정기신인 것이다.

이 정기신을 컨트롤할 수 있는 것이
곧 숨쉬기 수련이다.
숨을 어떻게 쉬느냐에 따라
수명도 생활도 달라진다.

숨을 어떻게 쉬느냐에 따라
우주관, 인생관도 달라져서
불필요하게 이데올로기에 걸리지 아니하고
철학의 굴레에 덮여 좁은 인생을 살아갈 필요가
없이 해방과 자유를 맛보게 된다.

모두 숨쉬기 공부에서 나오는
자연스럽게 체득되는 것들이다.

밝돌법 선인들은 인간 생명의 핵심 실마리를
숨쉬기에서 찾아내고 더욱 발달시켜
온전한 방법으로 완성해 계승했던 것이다.

실증적으로,
현대사회인들이 바르게만 수련하면
반드시 바른 변화가 일어난다.
그것이 바른 숨쉬기이다.

이 숨 쉬는 방법을 유치원, 초등학교, 중학교,
고등학교, 대학교, 대학원 과정까지 점진적으로
누구나 따라 하면 될 수 있도록
체계적으로 시스템화 한 것을
밝 받는 법 밝돌법이라 하였고
한문이 나오면서 국선도, 풍류도, 화랑도,
신선도라고 부르며 역사가 이어져 온 것이다.

현대의 지식, 정보사회에서는
무엇이든 이론적으로 정립이 되고 쉽고 편해야
받아들이는 것이 습관화 되어 있지만

우리 생명과 인류 지구촌의 어려운 실상을
생각하면 어렵고 고행이 따르더라도
결코 버리거나 등한시하면 안 되는 것이다.

우리는 누구나 숨을 쉰다.
바른 숨 쉬는 법을 익힐 수 있다면
그리고 그 변화가 당장 자기 육체와 정신의
문제를 해결하고 이득을 준다면
약간의 시간과 노력을 투자하여
그 실이득을 받아들여야 할 것이고
그럴 수밖에 없을 것이다.

물론 지난 수십 년간 숨 쉬는 법이라며
수련 경험 없는 사회인들을 대상으로
혹세무민하는 자도 있었고,
이치와 도리를 벗어난 획일적 정신으로 무장시켜
신앙적 모습으로 만들어낸 단체도 있었고,
도인이라는 명목 아래 사적인 욕심을 가지고
종교적 추앙을 받고 많은 잘못을 했고
아직도 현재진행 중인 사람들도 있겠지만
두 번 다시 그런 일이 없도록 해야 할 것이다.

우리 스스로 사도에 빠지지 않도록
적어도 이 책에서는 도법의 정수와 법수를
직설적으로 표현하였고,
숨쉬기 법에 대해서는 가이드라인은 넉넉하게,
이정표는 분명하게 밝힘으로써
잘못 가지 않도록 조치했다고 본다,

부디 어지러운 세상, 혼탁한 세상에서
정신이 깨어 있게 살아갈 수 있도록
육체를 올바르게 수련하고
정신을 바로 닦아 나가는
우주 속의 깨어 있는
참다운 생명체가 될 수 있기를
간절히 소망한다.

에필로그 2

사람들은 보이는 것은 있다고 얘기하고 믿는다.
보이지 않는 것은 없다고 얘기하며 믿지 않는다.
당연히 그럴 법도 하다.
눈으로 확인하지 않고 믿기는 어려운 것이다.

하지만 우주 대자연의 무궁한 조화의 힘인
거대한 에너지를 보이지 않는다고 하여
있다니 없다 하지 못하는 것처럼 인간의 정신도
보이지 않으니 없다고 하지 못한다.

지금까지 인간의 몸과 마음, 곧 육체와 정신,
보이는 것과 보이지 않는 것을
숨이라는 합일점을 찾아 그 정점부터 시작하여
하나로 융합하는 원리와 방법에 대한 이야기를
숨 쉬는 법, 행공하는 법, 그리고 그 원리에 따른
밝 받는 법의 변하지 않는 본법과 변화할 수 있는
별법을 가지고 풀어 보았다.

정독하고 몸소 체득하다 보면
스스로 본법과 별법을 구분하는 힘이 생겨
어떤 유혹에도 흔들리지 않는
태산 같은 믿음이 생기리라 본다.

밝돌법의 숨쉬기 공부는 단순하다.
밝돌법의 숨쉬기 법리는 생명을 유지하게 하는
산소를 충분하게, 지속적으로 공급할 수 있게
육체적인 환경을 최대한 능동적으로
우주 자연에 순리적으로 적응시키는 방법이고,
우리 생명의 뿌리인 우주 에너지이자
우리 정신의 근간을 이루는 정기신 넋얼령의
작용을 올바르게 하여
대우주의 에너지를 우리 몸에 잘 받아들이고
저장하는 방법을 발전시킨 것이다.

즉, 누구나 우주에 꽉 차 있는 에너지를
언제든 받아쓰고 저장함으로써
우리 생명력을 강인하게 성장시킬 수 있도록
발달한 것이 곧 밝돌법 숨쉬기의 법리인 것이다.

사람들은 보이는 것, 만질 수 있는 것을
물질이라고 하고, 보이지 않는 비물질의 경우
확인되지 않았다며 존재를 거부하기도 한다.

그런 점에서 안타깝게도 생명의 근본을 이루는
상식이자 원리에 있어 보는 관점에서부터
오해와 불신이 생긴 인류사라 할 수 있다.
그렇게 발달해온 결과적 모습이
현대의 과학 문명사회가 되었다.

물론 화려한 발전이 있었지만
밖으로는 우주 대자연의 신비로움과 근본 원리,
안으로는 깊은 내면세계를 포함한 생명에 대한
이해에 있어서는 그 밝음이 아직 많이 부족한
상태임을 사람들은 감각적으로 느끼고 있다.

밝돌법에서는 한마디로,
보이는 것과 보이지 않는 것을 하나로 본다.
안 보인다고 해서 없는 것으로,
존재하지 않는 것으로 보지 않는다.

우주에는 우리 눈에 보이는 것과
보이지 않는 것이 모두 존재한다.

눈에 보이지는 않지만, 공기 중에도
무수한 소립자들로 꽉 차 있다.
고성능 현미경으로 미시 세계 소립자들이
확인되는 세상이다.

우리의 몸은 작은 세포들로 이루어져 있다.
맨눈으로는 이 세포들도 눈에 안 보인다.
세포는 더 작은 원자로 구성되어 있다.
이 원자 역시 다시 무수히 많은 소립자로
이루어져 있다.

이 소립자들은 우리 눈에 보이지는 않지만
우리 몸속을, 우리 주변을,
온 우주를 꽉 채우고 있다.
모두 눈에 보이지는 않는다.

하지만 자연의 법리를 이해하고 체득하려면
보이지 않는 부분을 믿고 신뢰해야 한다.

보이는 우리 몸의 일부분이자
그 뿌리에 해당되는 작은 세포, 원자, 소립자들도
모두 우리 몸의 구성 기관들이다.
각자의 역할이 존재한다.

근본적으로 우리의 정신과 몸은
협업 활동과 합동작전을 통하여
우리를 생각하고 분석하고 결정하고 말하고
행동하고, 그렇게 살아가게 하는 것이다.

그런데 부분만 떼어내서 부분적인 것을 가지고
전체를 이해하겠다는 습관이
오히려 사람들에게 유물적 사고에 치우치고,
유심적 사고에 치우치게 했다.

고대부터 이어온 철학에 대하여
칸트가 문제를 제기한 것은 육체와 정신의
근본 메커니즘에 접근하는 모습이었지만
사회 흐름은 그 깊이를 더 발전시키지 못하고는
자본주의니, 공산주의니 하는 것으로
성장하여 버렸다.

정신과 육체를 분리해서 생각하는 상황으로
발전하여 와버린 것이다.

동방은 우주 자연의 원리를 음양오행으로
모두 밝힌다.

이 음과 양을 육체와 정신으로
분리해서 생각하면 안 된다.
음과 양은 일체이고
시시각각 음으로 양으로 변화한다.

우리 생명체도 마찬가지이다.
절대 획일적으로 모든 것이 똑같이
만들어질 수는 없다.

일화一和, 일여一如란 말이 도道에서는 흔히 쓰인다.
이는 "하나로 조화한다.", "하나같다."라는 뜻이지
"똑같이 하나다.", "하나처럼 되어야 한다."는
의미는 아니다.
많은 차이가 있는 것을 알아야 한다.

인류 역사는 고도로 발전하여 왔지만
매우 안타깝게도 현실은
너무 많은 철학과 이념과 종교 등의 이론으로
지구촌이 쪼개지고 나누어져
아직도 혼란 아닌 혼란 상태에 있다.

많은 철학 이념이나 '가장 근본이 되는
큰 가르침'이라는 의미의 "종교宗敎"에서도
그 근본의 가리킴의 방향이 서로 다르다.
인류는 혼란이 가중될 뿐이었다.
그 혼란 속에서 사람들은 각자가 스스로 알아서
삶의 길을 선택하고 살아가고 있다.

분명 태양이 하나이고 달이 하나인데,
진리라는 것은 세월에 변질하지 않고
문화와 풍습이 다른 곳에서 성장한 사람들이지만
인류 공동체 모두의 행복을 위하여
모든 사람의 상황에 맞는 공통분모를 찾아내야
진정으로 발전할 수 있다.

물론 우리 인류는 어려움을 스스로 잘 극복하여
종교, 신앙 분야도, 철학 분야도, 사회 분야도
모두가 성숙하여 가고 있다.

의학 분야 또한 한쪽으로 치우친 의술에서
점차 심신을 하나로 보는 의술로
발전을 거듭하며 변화하고 있다.

대체의학이 자리 잡고,
이제는 종합의학이다, 통합의학이라 하며
동서양이 의술이 교류하고 하나로 변해가고 있다.

좋은 점은 서로 활용하여서 발전하면
되는 것이다.
이제 사회는 초과학 사회이자 초연결 사회이고
그동안 없었던 지식의 공유, 정보의 공유가
숙성된 만큼 본격적으로 실증을 찾고
실체를 밝혀내어 모두 투명하고 밝게 알게 되고
실천할 수 있는 세상을 맞이하고 있다.

이제는 우리 하기에 달려 있다.

우리가 살고 있는 이 세상인 지구촌을
어떤 곳으로, 어떤 환경으로 만들어 갈 것이냐는
모두 우리 인간에 의해 결정된다.
80억 인류를 태우고 우주를 항해하고 있는
지구에 살고 있는 우리에 의해서
결정된다는 것이다.

밝돌법은 우리가 살고 있는 우주와 지구촌을
일화의 통일적 세상으로 바라보고,
너와 내가 둘이 아니고 하나와 같다는
개전일여관의 철학적 사고로 인지하며,
인체주의에 입각한 행위를 하는 수련법이다.

모두 우주 대자연의 법리에서 나온
원리이자 이치이다.
인간이 만들었다거나 창조한 것이 아니다.
대자연에 속한 사람의 입장에서
자연의 순리와 법칙을 깨달아서
인간사회에 적용한 것이다.

밝돌법은 현재 존재하는 모든 것을 인정하고
거기서부터 출발한다.
이것이 인체주의다.

그 존재를 인정하고 더욱 역할을 잘 할 수 있도록
환경을 조성하고 만들어가는 것이
밝돌법 수련인 것이다.

자연의 생명물은 환경을 만들어주면
절로 성장하게 되어있다.
우리 사람 생명체도 자연의 생물이다.

누구나 어디에서나 언제든지 깊게든 얕게든
반복하여 밝 받는 법 수련을 하다 보면
점차 자연인이 되고 자연에 접근하게 되어
몸과 마음이 해방되는 맛을 보게 된다.

그리고 자연스럽게 강인한 생명력을 가진
인간으로 거듭나게 된다.

하늘은 스스로 돕는 자를 돕는다.
이는 천지 대자연의 법칙이다.
스스로 두드리고 스스로 반복하여
내 것으로 만들면 내 것이 된다.

스스로 하기를 염원한다.
이제 우리는 빼기의 인생에서 해방되어야 한다.
불편함은 보통 빼기로 변질한다.
피하고, 포기하고, 하기 쉬운 방편으로 돌리고
마이너스 행위로 나락 한다.

심신에 좋고 이로움은 더하기이다.
더하면 더할수록 우리는 행복해진다.

수련하다 보면 가는 길에 반드시 막힘이 생긴다.
막힌 문을 여는데 일각이 여삼추가 되고
갑갑함이 목을 조여온다.

돌아가야 할지 넘어가야 할지의 갈림길에 서면,
먼저 갔던 사람의 체득에 기반한 안내가
절실히 필요하게 된다.

먼저 체득한 선배와 스승의 인연을 찾아
묻고 안내받게 되어있다.
올바른 선배와 스승의 안내로
실마리를 찾게 되고 문을 열고 들어가면
한 단계 승단한다.

40년 전 쥐도 새도 모르게 가슴 속 돌 틈 사이에
저장해 놓은 청산선사의 속삭임을
이제야 다시 꺼내어 나의 속삭임을 통해
닫혔던 여러 문을 열어 놓는다.

현대의 간절한 인연들이 어디선가 애태워 하는
모습이 그려지기 때문이다.

묻지도 두드리지도 않는 문을 열어 놓는 이유는
이미 밝돌 국선도 수행으로 수많은 공부자들이

배양되고 있고 법수는 하나인데
여러 개의 물줄기가 형성되어 버렸기 때문이다.

다시 원천에서 도도하게 끊임없이
흘러 내려오는 물줄기를 만들어야 하는
필연적 의무를 실행하기 위해서이다.

막혀 있는 여러 관문의 문을 열어 놓느라
속삭임을 정리하며 나 역시 많은 공부가 되었다.

크지는 않으나 마르지도 않고 멈추지도 않는
원천의 샘물이 하늘이 열어준 문틈으로
잠시 속삭임을 한 것이다.

강호 중원에서 구도의 여정 속에
숨어있는 갈증 난 도반들이
이 속삭임을 듣고 수련에 도움이 되거나
수도의 길에 바른 방향이 잡힐 수 있는
작은 횃불이 되어
밝고 맑게 관문을 통과해 지나가시기를 바라고,

밝돌 국선도의 최후의 전수자이자
우리에게 있어 최고의 스승이신 청산선사의
은공과 배려의 향기를 느끼어
한없는 감사의 인사를 올려보는 시간이
찾아오길 바랄 뿐이다.

들릴 듯 말 듯 보일 듯 말 듯 하게
속삭인 것을 이해해 주시기를 바라며
잠시 열렸던 문이 다시 닫히니
여기에서 속삭임을 멈추고
이제 제자리로 돌아간다.

모두에게 감사드린다.

본 책자 "변방의 속삭임"에 나오는 모든 수련 방법은
혼자서 단독 수련하는 사람들을 위한 지침서가 아니다.
이미 수련을 하는 사람들에게, 넓고 깊은 수련의 숲속에서,
수련의 큰 산맥에서 길을 잃지 말자는 하나의 가이드이자
지도인 것이다.
초보자가 단독 수도하는 것은 금한다.
단독 수련 시 생기는 문제를 책임질 수 없기에 반드시
밝돌법 전수자를 통하여 수련 지도를 받으면서 수련해야
한다는 것을 밝힌다.

저자소개

高長弘
1979년 만 15세에 출가하여 국선도 입문
最高의 國侁이자 最後의 傳受子인 청산선사에게 修學
현재 국선도本源에서 修學 중

표지설명

청산선사께서는 누구나 언제 어디서든지 돈이 없어도 수련할 수 있게 하는 것이 사회생활의 제일 큰 원이셨습니다.
지금까지 약 55년간 밝돌법 수련을 도장 형태의 수련장에서 현대사회에 전수하고 보급해 왔지만, 이제는 시간과 공간에 구애받지 않고 인종과 종교, 민족이나 남녀노소 등과 관계없이 수련할 수 있게 하고자 <숨>이라는 모바일 앱을 만들었습니다.
표지 디자인은 앱을 다운로드 받을 수 있는 QR 코드입니다. 이제 모바일 앱을 통해 누구든지 언제 어디에서나 밝돌법을 수련하시면 됩니다.

도서출판국선도 도서 시리즈

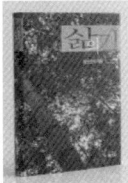

삶의 길
청산선사 저

민족 정통 심신수련법인 국선도의 맥을 밝히고 무운·청운도사로부터 도법을 전수 받은 청산선사의 생생한 수련기와 비전으로 전해지는 도화(道話)를 들려주어 삶의 길을 밝히고 있다. 국선도는 청산이 공개한 도법이다. 누구나 청산으로부터 이 도법을 듣고 보고 배우고 닦아 얻으면 되는 것이다.

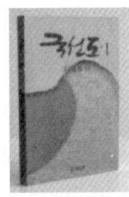

국선도 1
청산선사 저

생명과 생활의 도(道)인 국선도의 개요와 준비운동·정리운동·중기단법 전편, 중기단법 후편 행공을 밝히고 있다.

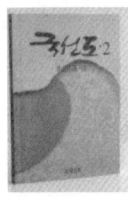

국선도 2
청산선사 저

국선도의 정각도 단계인 중기단법 50동작, 건곤단법 23동작, 원기단법 360동작, 행공법의 원리와 방법, 효과 단리와 인체를 자세히 밝히고 있다.

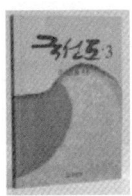

국선도 3
청산선사 저

국선도의 철학, 윤리도덕, 역리, 통기법 단계인 진기단법, 삼합단법, 조리단법의 원리와 천지인 합일의 수련을 통해 보다 높은 차원의 우주관과 인생관을 정립 할 수 있도록 밝히고 있다.

도서출판국선도 도서 시리즈

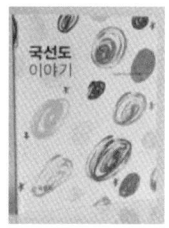

국선도이야기
사단법인국선도법연구회 엮음

수천 년을 이어온 국선의 정신과 정통적 수련법의
깊고 큰 뜻이 읽는 이의 가슴에 그대로 전달되기를
바라며 그 온전한 진심을 담아 국선도법 연구회가
새롭게 엮어내는 어제와 오늘의 이야기
이 책은 국선도를 현대사회에 전수한 청산선사의
가르침, 글, 말씀, 시, 발자취는 메마른 가슴을
적셔주는 단비가 되어 내일을 열어갈 희망의 불씨를
전하여 준다.

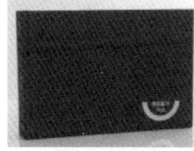

공화들의 미소
사단법인국선도법연구회 엮음

국선도 수련의 올바른 의미와 방법을 전하고,
국선도법의 깊은 이해를 돕는 국선도 수련노트
"空花들의 미소." 참 나를 찾아가는 이에게는 든든한
나침반이자, 길 벗이 되어줄 "空花들의 미소"는
삶의 길을 찾는 수행자들에게 시행착오없이 가장
정확하고 바르게 수련할수있는 지침서이다.

밝문화연구소 도서 시리즈

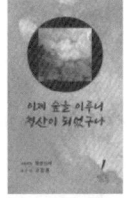

1
이제 숲을 이루니
청산이 되었구나

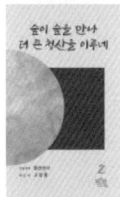

2
숲이 숲을 만나
더 큰 청산을 이루네

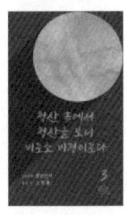

3
청산 속에서 청산을 보니
비로소 비경이로다

청산선사와의 동고동락 체험담부터 37단계 수련과정까지
국선도 밝돌법의 진의와 법도를 느껴 볼 수 있는 책 시리즈

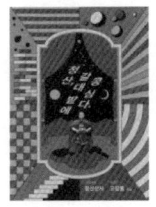

청산, 갈대 밭에 콩 심다

국선도가 현대사회에 소개된 55주년을 맞이하여 현대사를
한편의 전시처럼 바라보며 현대 국선도 밝돌법의 시원인
청산선사의 넓고 깊은 법수를 느껴볼 수 있는 책

국선도 밝돌법

1967. 3.　　　　청산선사 하산
1970. 3.15(음)　국선도 본원 개원
1971. 2.21　　　사회단체 정신도법교육회(국선도)등록
1987.10.21　　　사단법인 국선도법연구회(공익법인) 설립
2019. 3.15(음)　국선도 본원 지리산 백궁선원으로 이전

국선도본원(本源)은 국선도법의 근원이 되는 수도 정신과 청산선사의 가르침을 보존, 보급, 전수하는 국선도의 원천입니다. 국선도본원의 사명은 국선도 법통을 수호하고 도법을 전수하며, 더욱 많은 사람들이 국선도 수련을 통해 바른 마음과 바른 자세로 육체와 정신을 단련하여 전인적 인간으로 거듭날 수 있도록 돕고, 우리 지구촌 사회의 건강한 일원으로서 함께 행복한 사회를 만들어 가는 데 일조하는 것입니다.

국선도본원 밝돌법전수회 / 사단법인 국선도법연구회

웹페이지 | kouksundo.world
밝돌미디어 | youtube.com/@Bakdol
모바일 수련앱 <숨> & 웰니스가이드 세계지도 | soom.world

밝돌법전수회 국선도본원전수관 / 청산뮤지엄 / 밝돌연구원
경상남도 하동군 옥종면 궁항길 286-108 (지리산 백궁선원)

**사단법인 국선도법연구회 / 밝돌법전수회 안국전수관 /
도서출판국선도 / 밝문화연구소**
서울특별시 종로구 인사동 14길 33 | TEL 02-764-2361

밝돌법전수회 분당전수관
경기도 성남시 분당구 성남대로 331 번길 3-9 백궁프라자Ⅲ 508호
TEL 031-711-5670

밝돌법전수회 대구전수관
대구광역시 수성구 상록로 66 | TEL 053-756-0376

밝돌법전수회 영동전수관
충청북도 영동군 영동읍 계산로 35-1 3층 | TEL 043-744-1898

밝돌법전수회 충주전수관
충청북도 충주시 봉현로 239 2층 | TEL 043-854-0411

밝돌법전수회 청주명암센터
충청북도 청주시 상당구 용담동 143-2번지 2층 | TEL 043-223-2356

밝돌법전수회 경주센터
경상북도 경주시 동문로 46 2층 | TEL 0507-1331-1868

변방의 속삭임

초판 1쇄 펴낸날 | 2023년 2월 11일
지은이 | 고장홍
펴낸이 | 고장홍
펴낸곳 | 도서출판 밝문화연구소
출판등록 | 1996년 2월 6일 (1996-000017)
주소 | 서울시 종로구 인사동14길 33 3층
전화 | (02) 764-2361
전자우편 | bakdolbooks@gmail.com
홈페이지 | kouksundo.world

Bakdol Books
Address | 33, Insadong 14-gil, Jongno-gu, Seoul, Republic of Korea
Phone | (02) 764-2361
Email | bakdolbooks@gmail.com
Homepage | kouksundo.world

값 28,000원

판권은 도서출판 밝문화연구소 소유입니다.
이 책은 저작권법에 의해 보호받는 저작물이므로 무단 전제와 복제를 금지하며, 이 책 내용의 일부 또는 전부를 이용하려면 반드시 도서출판 밝문화연구소의 서면동의를 받으셔야 합니다.

Copyright© 고장홍 2022 All rights reserved.